Trucuri de Frumusețe și Sănătate

Măști Naturale pentru Păr și Ten, Metode Alternative, Terapii Holistice, Remedii Naturiste

Cristina G.

https://eumerit.blogspot.com

https://scriitorcristinag.blogspot.com

https://retetetrupsisuflet.blogspot.com

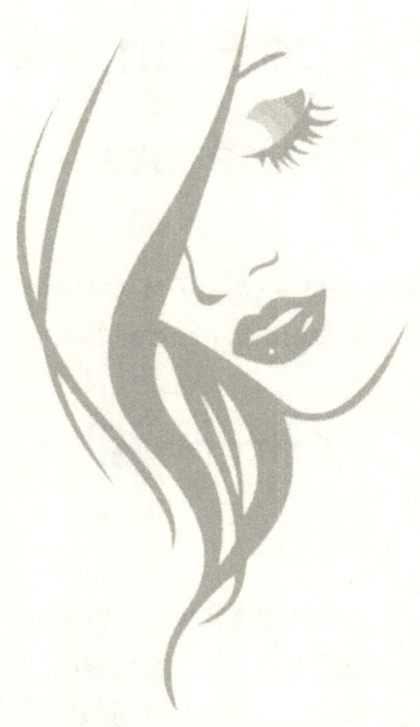

Pentru oameni frumoşi pe dinăuntru

CONȚINUT

Disclaimer

Aceste pagini nu au intenţia de a diagnostica, trata sau vindeca vreo afecţiune sau condiţie medicală.

Toate problemele de sănătate pe care le aveţi necesită de îndrumare medicală de specialitate de la bun început. Nu amânaţi niciodată un diagnostic din partea unui cadru medical acreditat.

Tot ceea ce veţi găsi în această carte sunt opinii personale. Am probat pe propria piele sau pe pielea celor dragi (fraţi, surori, prieteni şi alţi membri familiari) efectele remediilor sau leacurilor ce public.

Sora mea aste asistentă medicală, iar tata a fost infirmier în armată. Am studiat medicina cu sora mea de la o vârstă foarte fragedă şi toată familia a fost educată în această privinţă.

Deşi sunt (împreună cu familia) adepta tratamentelor alternative, nu voi opri sau sfătui niciodată pe nimeni să nu se adreseze unui medic când are vreo (orice) afecţiune care-i poate pune viaţa în pericol.

Adresați-vă medicului specialist înainte de a decide orice în legătură cu sănătatea dumneavoastră!

Dacă sunteți însărcinată, faceți mare băgare de seamă la orice beți sau mâncați pentru că orice poate afecta viața copilului dar și a dumneavoastră.

Nu vă asumați riscuri de niciun fel pentru că ați auzit de la alții sau citit undeva. Consultați un doctor înainte de aplicarea oricărei terapii alternative.

— Ce este terapia sau medicina alternativă?

Orice nu este făcut în mediu spitalicesc și nu este recomandat de doctori calificați face parte din medicina alternativă:

- Leacurile din popor, de la vraci, bătrâni și vrăjitori cum sunt ceaiurile, tincturile, cremele din plante medicinale, etc.
- Terapiile holistice: aromaterapia, cromaterapia, homeopatia, acupunctura, etc.
- Meditația, rugăciunea, ș.a.m.d.

Nu sunt responsabilă pentru nicio decizie pe care o luați citind aceste pagini.

Fiecare are dreptul să facă ce vrea cu viața lui, însă nu avem dreptul să ne jucăm cu viața altuia.

Prolog

Sunt adepta tratamentelor naturiste şi aş prefera să folosesc doar produse (uleiuri, şampoane, creme, etc.) care au această caracteristică. Uneori nu este chiar uşor.

Am încercat foarte multe produse de-a lungul anilor, unele biologice (foarte scumpe) şi nu am văzut mari îmbunătăţiri. Nu întotdeauna ce e scump e şi bun.

Când aveam vreo 14 ani am citit o carte foarte grasă relativă la întreţinerea părului în general.

De atunci am continuat să mă informez cum să fac să-mi fie bine folosind generozitatea Mamei Natură şi cum să fac să nu o distrug pe cea care ne dă atâtea bunătăţi pe gratis în acest proces.

Sugestiile următoare sunt pentru cine vrea să asculte.

Sunt multe articole pe net, o infinitate de cărţi, programe de televiziune, etc. care dau informaţii relative la îngrijirea părului, dar multe dintre aceste sunt copiate fără a fi probate. Eu am probat tot ce scriu iar dacă nu am făcut-o voi preciza CLAR.

Sfaturi Utile Pentru Îngrijirea Părului

Uleiul de măsline şi părul

Deşi am foarte mare grijă de mine (în general) părul meu este uscat la vârfuri şi gras la rădăcină. Nu am idee de ce (poate pentru că am pielea puţin „mai grasă" decât normal). Produsele pe care le folosesc pot influenţa negativ vitalitatea şi strălucirea părului.

Sugestiile următoare sunt pentru cine vrea să asculte. Sunt multe articole pe net care dau informaţii relative la îngrijirea părului, dar multe dintre aceste articole sunt copiate, fără a fi probate. Fiecare face ce vrea pe blogul sau pagina lui. Eu am probat tot ce scriu iar dacă nu am făcut-o voi preciza CLAR.

Dacă vrei un păr sănătos, luminos şi curat citeşte cu atenţie.

În acest capitol mă refer la părul uscat. Pentru informaţii relative la părul gras sau/şi cu mătreaţă vezi alte capitole.

Multe persoane folosesc şampoane care au scris pe cutie: „pentru toate tipurile de păr".

Nu. Dacă ai părul gras foloseşte un şampon pentru păr gras.

Dacă îl ai uscat foloseşte un şampon pentru păr uscat.

— Dar dacă îl ai mixt?! Adică uscat la vârfuri şi gras la rădăcină?

Multă lume îl are exact aşa (eu sunt una dintre acele nefericite persoane).

Nu ai decât o soluţie: foloseşti 2 şampoane: unul pentru păr gras (la rădăcină) şi altul pentru păr uscat (pe vârfuri). Ştiu că sună aiurea şi complicat, dar dacă ţii la părul tău... te conformezi.

Ar mai fi o soluţie de fapt: foloseşti un şampon oarecare si te speli pe cap în fiecare zi pentru că se îngraşă prea tare si arată urât de tot.

Uleiul de măsline hrăneşte părul. De preferat ar fi cel extras la rece, dar nu obligatoriu. Acesta extras la rece, de obicei, este foarte scump şi se găseşte în magazine naturiste sau în Italia, Grecia, Turcia, etc. Uleiul care costă 10 lei (1l) NU este extras la rece. Evită.

Personal folosesc ce am în casă.

Uleiul de măsline este foarte bun pentru părul uscat, dar are efecte destul de negative pe părul gras. Multă lume aude sau citeşte că este bun şi este indusă în eroare.

Atenţie dacă ai părul uscat pe vârfuri şi gras la rădăcină: Pune-l DOAR pe vârfuri, cât mai departe de rădăcină.

- Înainte de a te spăla, lasă-l să acţioneze cel puţin 1 oră. Indicat ar fi o noapte.
- De-ţi este posibil, înfăşoară-ţi capul cu un prosop cald. NU fierbinte, cald (pune-l pe calorifer de exemplu, sau în microunde). Căldura ajută uleiul să pătrundă bine în păr.
- După care spală-te normal pe păr cu un (produs) şampon care NU este agresiv. Dacă te speli des pe păr, adică în fiecare zi, sunt şampoane speciale pentru uz frecvent.
- Nu folosi foarte mult ulei.

Mulţi gândesc că dacă pui mai mult este mai bine. NU, nu este. Dimpotrivă.

Hai să analizăm puţin.

Pui mult ulei, părul devine un fel de tigaie unde faci gogoşi. Ca să elimini grăsimea eşti constrâns să foloseşti mai mult şampon şi mai multă apă... cât mai fierbinte.

Apa fierbinte deteriorează părul, (este probat ştiinţific), şamponul în exces la fel.

— Ce afacere ai făcut?! Niciuna. În afară de a fi cheltuit bani, timp şi iluzii.

Îmi pare rău să zic, dar NU toate şampoanele naturiste/bio îşi fac treaba bine. Le foloseşti pentru un timp, dar apoi trebuie să recurgi la produse „normale". Mai sunt excepţii (natural) pe care le-am probat pe pielea/părul meu. Dacă eşti atent nimic rău nu i se poate întâmpla podoabei tale capilare.

- După ce te-ai clătit de şampon, foloseşte un balsam sau cremă de plante, pe cât posibil. Avem româneşti foarte bune.

Balsamul trebuie pus departe de rădăcină.

— De ce? Pe cutie scrie să-l pui pe toată lungimea părului pornind de la rădăcină.

NU E BINE. Decât dacă ai părul foarte uscat şi la rădăcină. Şi chiar şi aşa vei nota că în scurt timp părul va începe să fie din ce în ce mai gras, greoi şi plin de mătreaţă. Mi s-a întâmplat de multe ori.

Sugestii şi recomandări importante

- Crema (masca, balsamul) se pune cam la 5-8-10 cm de rădăcină.

- Îl laşi să acţioneze 3-10-15 minute. Depinde de ce fel de produs e.

- Apoi te clăteşti foarte foarte bine cu apă caldă, dar NU fierbinte.

- Clătitul nu se face în lighean sau chiuvetă, dar turnând pe cap cu o cană sau orice alt recipient. Până când apa va fi ieşi curată (limpede)!

Dacă te clăteşti în lighean – sau în orice recipient unde apa rămâne – te vei clăti cu aceeaşi apă care are balsam (substanţe grase) în ea.

Dacă nu te clăteşti bine părul va avea de suferit – substanţele chimice vor acţiona negativ, distrugând părul în profunzime – şi va părea murdar în mai puţin de câteva ore. Sunt sigură că ţi s-a întâmplat şi nu ai ştiut de ce. Acum ştii.

- Aplică un alt ulei lejer, TOT pe vârfuri. Sau un alt produs care să-i confere strălucire.

- Evită să te speli pe cap sub duş. Dar o mai fac si eu.

Concluzia este una: nu este uşor să ai un păr frumos. Este un chin, mai ales pentru acele persoane care au părul lung/foarte lung. Eu... ştiu câteva secrete pentru că am citit o carte foarte groasă despre asta.

Mască cu miere şi ou împotriva căderii părului –

Regenerare

Am încercat şi voi mai încerca multe măşti la viaţă mea. Măşti pentru faţă - piele în general - picioare, mâini, pentru păr am încercat cele mai multe.

Ţin enorm la părul meu şi nu folosesc produse chimice sau uscător (ondulator, placă, etc.), însă oricât l-aş îngriji, tot nu mi se pare extrem de sănătos. Asta pentru că am nenorocul de a mă fi născut cu părul fin. Nu este o mare nenorocire, dar necesită de multă muncă.

Îl spăl cam des în ultimii ani, aproape în fiecare zi de când locuiesc în Anglia.

Asta pentru că merg la muncă cu bicicletă (sau pe jos) şi cum transpir îngrozitor (sau, cel mai des plouă cu bulbuci), sunt constrânsă să-l spăl în fiecare zi în care merg la muncă.

Folosesc un şampon exclusiv pentru uz zilnic.

— Ce, nu ştiai că există aşa ceva?!

— Ori credeai că toate şampoanele sunt pentru uz zilnic?

Nu, nu sunt, chiar deloc. În general, șampoanele sunt făcute pentru a fi folosite o (1) dată sau de două (2) ori pe săptămână.

— Ce înseamnă asta?

Înseamnă că substanțele folosite sunt mai concentrate decât în șampoanele pentru uz cotidian, și, evident, mai agresive.

Dacă și tu-ti speli părul în fiecare zi, recomand șampoanele din extracte naturale, posibil bio, pe care scrie exclusiv: PENTRU UZ ZILNIC.

O dată pe săptămâna folosesc un șampon "normal" și trebuie să recunosc este o marcă cunoscută: Head & Shoulders. Mi se pare că mă ajută să-mi mențin pielea capului liberă de mătreață.

Măcar de m-ar plăți pentru publicitate... fir-ar! Dar, "dați al Cezarului, ce-i al Cezarului."

Masca despre care îți vorbesc astăzi este pentru un întărirea, îndesirea și repararea firului de par. Dar și pentru luciu și oricum, pentru un păr sănătos.

Poate ai firul fin că al meu, ori folosești fonul (placa, ondulatorul) în fiecare zi, îți vopsești sau oxigenezi părul des, sau, mai rău, faci chemio (sper că nu).

Masca asta o folosesc de 2-3 ori pe săptămână şi o aplic exact când mă trezesc, lăsând-o până fac duş (circa 40-45 de minute).

Ieftină şi practică, însă puţin lipicioasă. Poate rezulta dezgustătoare pentru unele persoane.

Ai nevoie de (produse bio/organice, pe cât posibil). Eu spun sincer că nu mă dau în anul morţii dacă nu am. Nu ştiu cât de organice sunt produsele biologice.

Îţi trebuie aşa:

- 1 ou întreg (proaspăt)
- 1 lingură miere (dacă ai părul scurt pune 1 lingură mică)
- 1-2 linguri ulei de măsline presat la rece (dacă-i posibil). Dacă ai părul scurt, pune doar 1/2 lingură. Eu folosesc şi ulei de migdale, argan, ricin, nuci, dovleac, floarea soarelui, dar şi ulei sau unt de cocos. Ce am în casă.

Am probat cu de toate, dar cocosul... mirosul îmi rezultă imposibil de suportat. Uleiul şi untul natural de cocos nu are/ar trebui să aibă miros. Deci al meu nu era natural ci avea parfum în el. Mult prea dulce pentru gustul meu.

Ai nevoie de:

- un lighean/bol plastic sau sticlă
- un bătător de ouă (bună-i şi furculiţa)

- cască de duș de unică folosință. Eu folosesc pungi că le-am terminat pe alea.

Procedezi așa:

- Pui oul, adaugi mierea, uleiul și amesteci până se combină toate ingredientele bine = 1 minut circa.
- Aplici pe părul USCAT, de la rădăcina, până la vârf. Pui pe pielea capului întâi, întinzi cât de bine poți, peste tot, și apoi continui pe toată lungimea părului, până termini crema.

  Operația asta trebuie făcută deasupra căzii de baie sau a chiuvetei pentru că murdărești tot în jur. Este destul de lichidă.

- Strângi părul tot în vârful capului (coc), sau cum crezi tu, acoperi cu casca din plastic, strângi bine că să eviți scurgerea pe față/haine, și lași în poză de la 45 de minute în sus. 2 ore ar fi perfect. Cu cât o lași mai mult, cu atât mai bine.

Eu nu prea sunt acasă în cursul săptămânii de aceea sâmbătă o țin și 4-5 ore în timp ce fac curat prin casă/fac de mâncare sau lucrez la calculator. Aș înclină să susțin că are un efect mai intens.

ATENȚIE MARE!

  Dacă nu acoperi foarte bine cu o pungă de plastic sau cască de duș, masca se usucă în 10 minute și nu mai are efect. Nu are cum să penetreze firul de par. Plus că-i teribil de neplăcut, simţi că te trage cineva de cap. Te flocăieşte adică.

Dacă îţi este cu putinţă, şi recomand că nu este chiar greu sau imposibil, înfăşoară-ţi capul cu un prosop încălzit în prealabil.

Căldură ajută ingredientele să penetreze intens firele de par.

După circa 2 ore sau cât timp decizi tu să-ţi hrăneşti părul, masca (sau crema) NU va fi uscată pe păr (dacă nu l-ai acoperit bine se usucă/întăreşte rău) şi va fi cam greu de manevrat. Îl speli normal cu un şampon pe placul tău şi îţi sugerez să nu ignori/omiţi puterea balsamului.

Aplici departe de rădăcina (citeşte mai departe), pe vârfuri mai mult, şi laşi cel puţin 5 minute. 10-20 de minute ar fi cel mai bine. Ori mai mult. Eu las şi 1 oră.

— Dar când naiba ne mai rămâne timp pentru altele?

Dar, dacă vrei să fii frumoasă, găseşti timp şi pentru asta. :p

ATENŢIE!

Ai grijă să te clăteşti foarte bine că altfel miroase cumplit. Mai ales dacă o ţii mai mult de două ore.

Nimeni nu menționează asta, ai mare grijă. Eu am pățit-o... și eram la o petrecere. Groaznic!

Poți folosi și niște oțet în apă în care te clătești (torni pe cap apă amestecată cu oțet cu o cană/ibric = 3 linguri la 5 litri apă).

Părul meu arată sănătos și lucitor și mi se pare că crește mai repede, dar și parcă se și îndesește. Nu bag mâna-n foc, dar așa mi se pare. Și-s mulțumită. Sunt 2 luni de când am început să o folosesc.

Dacă ai părul scurt, ingredientele ar trebui reduse la jumate, dar cum împarți un ou? După ce îl bați, îl împarți în două. Poți face o omletă cu partea rămasă. Nu glumesc. Mai adaugi unul și niște brânză și uite micul dejun al campionilor.

Dacă ai părul foarte lung (al meu e mai jos de umeri, deci nu foarte lung, ingredientele de mai sus sunt perfecte), dublează cantitățile. Cel puțin pentru prima dată și apoi orientează-te.

Dacă ai probleme cu mătreața citește mai departe.

Metoda inversiunii – Creşterea rapidă a părului

Când am scris în postul relativ la beneficiile (sau nu) ale uleiului de măsline asupra părului, o cititoare mi-a trimis un mesaj (sau un comentariu, ori amândouă – nu-mi amintesc) întrebându-mă dacă ştiu ceva despre metodă inversiunii şi dacă funcţionează.

Aşa m-am gândit să scriu despre această, aşa zis miraculoasă metodă rapidă de creştere a părului.

Am auzit despre ea cu ceva timp în urmă, dar nu m-a impresionat şi nu m-a atras idea deloc. Nu mi s-a părut credibilă. Însă gândindu-mă mai bine, cred că are ceva fundament.

Să explic de ce.

De când am început să folosesc masca cu ou, (o dată sau de două ori pe săptămâna), am observat că părul mi-a crescut foarte repede în scurt timp. Am crezut că e de la mască... dar poate se leagă de faptul că atunci când îmi pun masca, stau cu capul aplecat cam 2 minute, apoi mă spăl pe cap lăsând părul în jos, deci cu capul aplecat, şi din nou, când îmi pun balsamul, plus clătitul... Adunând sunt cam 7-8 minute când folosesc masca şi 4-5 minute în zilele în care mă spăl pe cap (fără masca), și cum am zis, mă spăl aproape în fiecare zi. Știu, nu e bine, dar am scris în acest articol de ce o fac.

În orice caz, hai să explic ce-ți trebuie și cum se zice că funcționează această metodă (din engleză: inversion method).

• Ai nevoie de 2-3 linguri de orice ulei benefic pentru păr. Clasic s-ar folosi uleiul de măsline. Personal recomand uleiul de argan, ricin, avocado, struguri, dovleac, unt de cocos, și altele ce nu-mi vin acum în minte.

Oricare ulei decizi să folosești, ar trebui să fie extras la rece (adică prin metode manuale și nu mecanice). Se găsește în comerț, ceva mai scump, dar are un gust deosebit.

• Acest ulei trebuie încălzit puțin, NU foarte tare. Nu știu câte secunde în microunde, dar cam 10 aș zice - se încălzește imediat. Poate untului de cocos îi trebuie 5 secunde mai mult.
Nu cumva să-l fierbi!

• Cu acest ulei încălzit se fricționează craniul ușor. Să-l folosești pe toată suprafață.

• Acum, așezată pe un scaun, pat, fotoliu, etc. te apleci ca și cum ți-ai vopsi unghiile de la picioare și stai în poziţia asta 4 minute. Da, aşa zice metodă originală. pffff... Nu ştiu cât e de sănătos, pe bune, ai grijă să nu te sufoci sau să-ţi coboare sângele la cap şi să leşini sfântului.

- După asta, laşi uleiul să acţioneze în jur de 2 (două) ore pe păr.

- Te speli normal, folosind un şampon pentru uz zilnic şi un balsam.

Balsamul hrăneşte părul şi-l recomand cu toată încrederea. Dar nu-l pune la rădăcina adică pe pielea capului. Ai citit în capitolul precedent de ce.

- Metoda zice să nu te speli cu şampon în fiecare zi, ci doar cu apă caldă.

Dar tu nu te poţi duce la servici (şcoală, drumeţie) cu părul slinos. Căci îţi garantez, este slinos şi arată de parcă nu te-ai spălat de săptămâni întregi.

— Vezi ce-înseamnă teoria împotriva practicii? Oamenii care descriu metode de acest gen fac şi spun orice pentru câştig.

Uleiul de pe păr nu se elimina fără un şampon, şi, mai ales uleiul de măsline este foarte greu de spălat. Trebuie să te speli de două ori cu un şampon agresiv, nu unul lejer că acel pentru uz zilnic. Am descris mai înainte.

Aceste chestii trebuie să le faci nu mai mult de 7 zile consecutiv (unii zic 5, depinde) și apoi să iei o pauză de cel puțin 3 săptămâni.

Multe fete (de regulă) jură că funcționează. Am găsit diferite fotografii pe net cu măsurători și varie. Chiar și video-uri. Mii.

Personal, deși poate funcționează, o găsesc greu de urmat. 2 ore în fiecare zi (7 zile) să stai cu masca pe cap, plus aplecată așa... nu știu, eu zic să te gândești bine înainte de a crede în povești.

Sunt perioade în care părul crește mai repede, acesta fiind influențat de alimentație, perioade de stres, atmosfera, vreme, etc. Nu cred că statul cu capul în jos ajută la creșterea părului.

Dar cum am mai zis, din experiență personală, am notat o creștere substanțială a părului, de când folosesc masca cu ou și miere – am scris mai înainte.

4-7 minute aplecată, însă nu în poziții de kamasutra, ci în picioare în timp ce mă spăl, poate chiar ajută.

Însă cum mă spăl în fiecare zi, (în afară de weekend), ar trebui să se anuleze efectul sau să se oprească creşterea, însă văd că tot creşte şi mi-s bucuroasă, oricare ar fi motivele.

Nu sunt probe ştiinţifice descoperite în laborator de cercetători relative la metoda inversiunii. Deocamdată sunt basme spuse de oameni care umblă după câştig.

Probează pe pielea sau capul tău şi dă-ne şi nouă de ştire dacă ai văzut efecte demne de notat. Eu sper că da.

Aceasta este metodă miraculoasă de creştere rapidă a părului de care ai auzit sau citit.

Probabil, dacă crezi, funcţionează. Orice este posibil dacă crezi.

Accelerarea creşterii părului şi Remediu împotriva mătreţei – Tinctura de ardei iute

Tinctura de ardei iute nu numai că îndepărtează mătreaţa, dar accelerează creşterea părului.

Te rog să faci mare atenţie când manevrezi ardeii iuţi. Să nu uiţi sau să omiţi să te speli riguros pe mâini. Să nu dai pe la ochi, să atingi o rană sau zone intime căci arde foarte tare.

Am făcut aceasta tinctură acasă şi am probat-o vreme de 3 săptămâni pentru a putea spune exact dacă funcţionează sau nu.

Cum am zis, părul meu este gras la rădăcină, deseori cu mătreaţă (asta din cauză că fac măşti cu ouă care au acest efect şi pentru că nu am circulaţia foarte bună) şi foarte uscat la vârfuri.

Pentru a scăpa de mătreaţă, cum am scris mai înainte, mă spăl cu infuzie de rozmarin.

Pentru a hrăni părul folosesc balsam/creme, măşti naturale, uleiuri varie.

Dar am auzit că şi tinctura ori loţiunea cu ardei iute ajută de aceea am decis să o încerc pentru tine.

Se ştie că unul dintre motivele apariţiei mătreţei este proasta circulaţie. Iar ardeiul iute este foarte faimos în îmbunătăţirea circulaţiei capilare.

Eu cred că mult merit îl are masajul pe care suntem nevoiţi să-l exercităm asupra scalpului când punem această tinctură.

Pentru reţetă ai nevoie de

- 15 ardei iuţi uscaţi

- 500 ml alcool de 40° (nu sanitar)

- 1 sticlă de plastic cu aplicator – alea de la ketchup sunt foarte bune. Sau poate ai sticle rămase de la creme pentru vopsit părul. Păstrează câte una din când în când, nu ştii la ce-ţi trebuie.

Înainte de a face tinctura, câteva recomandări importante:

- Te rog să stai departe surse directe de căldură (foc deschis), sau să fumezi în timp ce faci această tinctură.

- Să nu ai copii pe lângă tine.

- Foloseşte mănuşi de plastic (cauciuc).

- Nu te atinge pe la ochi, pe lângă gură, pe răni sau zone intime. Aruncă mănuşile imediat ce ai terminat. Pune-le într-o pungă de plastic închisă ermetic.

- Spală-te foarte bine pe mâini chiar dacă ai folosit mănuși.

Cum se face tinctura

- Taie ardeii mărunt, pune-i (cu tot cu seminţe) într-o sticlă la plăcere.

Eu am folosit o sticlă de ketchup transparentă. Foarte practic şi comod. Uşor de folosit.

- Lasă 2 săptămâni la macerat.

Cum se foloseşte tinctura

- După circa 2 săptămâni, iei un disc de bumbac (pentru demachiere) sau o cârpă/batistă curată o îmbibi foarte bine de tinctură şi aplici la rădăcina părului, direct pe scalp. Pui peste tot, freci cu vârfurile degetelor, insişti, dar fără a exagera. O să te usture niţel.

Te rog să ai mare grijă să nu-ţi curgă sau să-ţi intre în ochi. Este extrem de periculos.
Să nu ai copii pe lângă tine.

- Ţii pe cap cel puţin 1 oră.

- După care te speli normal cu un șampon anti mătreață.

- Aplici un balsam/cremă departe de rădăcină, lași 5-10 minute să acționeze.

- Te clătești cu ceai de mușețel cald (calmează senzația de usturime).

Evident, va trebui să faci această operație când ai o după amiază sau seară liberă.

Indicat ar fi să o ții și mai mult (4-5 ore), dar eu am ținut-o și 1 oră și 6, rezultatul a fost același.

Mătreața a dispărut instant și după 6 aplicații și o pauză de 1 săptămână încă am scalpul foarte curat. Nicio urmă de mătreață.

Ai putea, de asemeni, să o așterni cu un aplicator, sau dacă ai sticlă ca a mea (de ketchup) este și mai ușor. Numai că trebuie să ai foarte mare grijă să nu-ți intre în ochi. Există un risc extrem de ridicat, recomand infinită atenție. Alcoolul și ardeiul iute pot face foarte rău ochilor.

Această tinctură se găsește gata făcută-n comerț. Însă nu am probat-o niciodată, dar am intenție să o fac cât mai curând. Știi de ce? Pentru că alcoolul este foarte scump și nu prea convine să o faci acasă. Asta dacă nu ai alcool de aruncat.

Am uitat să scriu ceva foarte important: accelerează creșterea părului și pot să spun că am probat pe pielea mea. Mi-a fost greu să cred din auzite. Chiar mă miram că mi-a crescut așa de repede iarna (părul crește mai greu iarna), și nu am făcut legătura mult timp.

Deci, dacă vrei să crească mai repede, folosești această tinctură.

Baftă.

Nu uita să te speli foarte bine pe mâini după!

Remediu împotriva mătreţei - Rozmarinul

Rozmarinul este o plantă mediteraneeană perenă. Numele vine din latină: „rosmarinus" care înseamnă roua mării. E o plantă foarte plăcută la vedere.

Şi eu asta folosesc când simt că mătreaţa îmi dă târcoale. Din nefericire, tocmai din cauză că folosesc mai mult produse naturale... mătreaţa, duşman nemilos, mă vizitează din când în când.

Nu stau mult pe gânduri. Îmi fac o infuzie foarte concentrată din ace de rozmarin. Când e groaznic folosesc înainte de orice spălare (de 2-3 ori pe săptămână, până dispare). În rest este bine şi 1 dată de săptămână în scop preventiv.

Anul trecut am răsădit o plantă la părinţi. Sper să nu fi îngheţat. Abia aştept să văd dacă rezistă la noi.

Cum se face infuzia (sau ceaiul) pentru spălat pe păr.

- Pune 3 căni de apă la fiert într-o oală.

- După ce a fiert vreo 5-10 minute ia 3 linguri de ace de rozmarin, aşază-le într-un săculeţ/batistă curată, leagă bine să nu iasă afară.

- Pune batista într-un recipient de ceramică, sticlă sau (în cel mai rău caz) de plastic şi toarnă apă clocotită peste ele.

- Acoperă cu un capac sau un prosop gros şi laşi să se „marineze" bine. Vreme de 10-15 minute.

- După care, dacă nu e foarte fierbinte, pune într-un lighean jumătate din infuzie, înmoaie părul şi freacă-te cu ea pe cap. Cu buricele degetelor (umezite foarte bine, nu cumva să fie uscate) freacă bine la rădăcină. Nu fi agresiv, dar nici nu mângâia. Cam 1-2 minute.

- După care spală-te normal cu un şampon delicat. Sau cu şampon pentru uz frecvent.

- Clăteşte-te cu restul de infuzie amestecată cu puţină apă fierbinte dacă s-a răcit.

- Aplică un ulei/ser după spălat care nu necesită o nouă clătire.

Ai grijă să nu exagerezi că o să te usture pielea capului tare. Mie mi se întâmplă că... nu ascult deloc, nici de sfaturile mele. Nu mă sperii, îmi trece repede, dar senzaţia nu e foarte plăcută. Scalpul curat şi fără mătreaţă nu are preţ, totuşi! Suport şi usturimea.
Sau

- După ce te-ai fricţionat cu ceai din rozmarin, clăteşte-te cu apă caldă.

- Pune un balsam sau o mască-cremă DEPARTE de rădăcina părului (doar pe vârfuri).

- Lasă să acţioneze.

- Clăteşte-te cu restul de ceai/infuzie de rozmarin SAU cu infuzie de muşeţel, gălbenele, etc.

- Usucă-te.

- Aplică un ser pentru strălucire (dacă ai părul lung, pentru că tot departe de rădăcină trebuie să-l pui). Nu este fundamental, dar ajută. Măcar din când în când. Să fie natural pe cât posibil.

Folosit regulat, acest ceai de rozmarin, redă sănătate şi vitalitate părului gras şi cu mătreaţă.

Sfaturi şi sugestii utile

- Este bine să schimbi din când în când produsele pentru îngrijirea părului. Dar schimbă-le numai dacă nu ţi se mai potrivesc. Nu e o regulă.

- Am observat cum unele produse ce sunt bune pentru mine nu sunt bune pentru alţii şi viceversa.

- Apoi am mai notat cum un şampon ce era perfect pentru mine nu mai are acelaşi efect după 2 luni sau chiar mai puţin.

- Evită şampoanele 2 în 1. Îngraşă părul şi facilitează apariţia mătreţei. Vorbesc din experienţă. Dacă foloseşti aşa ceva şi ai mătreaţă, acum ştii care e cauza.

Există un şampon care la orice om care îl foloseşte „îi face" capul plin de mătreaţă, aproape instant. Jur. Nu pot să scriu numele că doar m-or acuza de defăimare şi asta-mi mai lipseşte! Şi e un brand faimos. Poate ai observat şi tu.

- Bărbaţii vor folosi produse/şampoane pentru bărbaţi. Ph-ul bărbaţilor este diferit de al femeilor.

Colorează și acoperă firele albe de păr natural –

Mușețelul, Urzica și Frunzele de Nuci

Unii oameni se așteaptă ca o plantă să rezolve o problemă de la prima folosință. Unele o fac dar sunt foarte rare cazurile. În general, orice plantă trebuie folosită o perioadă mai lungă de timp pentru rezultate de durată.

Se știe că plantele conferă strălucire și vitalitate părului reparând firul de păr în profunzime dacă sunt folosite sistematic.

Dar repet, nimic nu se întâmplă peste noapte și numai după o singură aplicație. De aceea mulți oameni zic că metodele naturale, leacurile băbești, tratamentele naturiste, cromoterapiile, terapiile holistice, homeopatia, etc. nu funcționează. Se dau bătuți prea degrabă.

Poate lucrurile rele se întâmplă dintr-odată – ghinion – dar lucrurile bune se întâmplă numai cu perseverență.

Ai încredere în mama natură căci ea este generoasă și bună cu noi toți. Numai de-am fi la fel cu ea și noi. Dar noi suntem... oameni.

Toate plantele despre care vorbesc se pot folosi atât uscate cât şi proaspete.

Muşeţel – pentru păr blond

Personal folosesc infuzie de muşeţel pentru a da luciu părului şi al decolora. Mi-ar fi plăcut să fiu blondă ca spicele de grâu.

Părul meu este deschis la culoare. Obişnuia de fapt să fie deschis la culoare. De-a lungul anilor s-a tot închis şi închis iar acum parcă-i castaniu. Dar, până la 35 de ani era blond şi pentru că l-am menţinut aşa folosind regulat infuzia de muşeţel şi munca la câmp, în soare adică. Soarele decolorează părul, se ştie.

- la 5 linguri de muşeţel uscat sau proaspăt pe care le pui într-un lighean din sticlă, plastic, ceramică, etc.

- Pui apă la fiert şi laşi să fiarbă (apa, fără urzici) vreo 8-10 minute.

- După care o torni peste florile de muşeţel aflate într-un vas de sticlă sau porţelan curat. Ca să poţi folosi şi florile în sine, nu numai apa/infuzia.

- Laşi vreo 10 minute acoperit cu un prosop curat.

- După care scurgi apa (nu arunca florile – vezi capitolul următor de ce), împarţi lichidul în 2 şi cu o parte te speli iar cu cealaltă te clăteşti. Dacă s-a răcit, sau nu ai destulă, mai pune niște apă clocotită peste.

- Repetă operația de 2-3 ori pe săptămână pentru o perioadă cât mai lungă de timp. Poate nu acoperă firele de păr alb în totalitate, dar îl decolorează pe celălalt ca să nu se vadă așa de tare diferența de culoare.

Unii oameni folosesc sucul de lămâie concentrat și expunerea la soare puternic pentru a decolora părul. Susțin sus și tare că-i o metodă naturală.

Și este o metodă naturală, dar e foarte dăunătoare. Soarele activează sucul de lămâie dar în același timp arde distrugând firul de păr – mai ales dacă această metodă este folosită foarte des.

Urzica – pentru păr negru

Urzica este super bună pentru părul închis la culoare – castaniu, negru – care are și probleme cum ar fi:

- mătreață
- gras la rădăcină
- cu fire albe
- lipsă de strălucire, sănătate, vitalitate,
- care se despică și se rupe

Planta asta miraculoasă se găseşte la toate colţurile, dar nu recomand să o culegi din oraş sau de unde trec multe maşini pentru că nu sunt foarte sănătoase. Evident, din cauza smogului şi a poluării. Du-te-ntr-o pădurice, la ţară, pe câmpuri retrase. O vei găsi din abundenţă oriunde dacă o cauţi.

Ai grijă să foloseşti mănuşi groase din cauciuc dacă ţi-e frică că te pişcă.

Eu le culeg cu mâinile şi te asigur că pişcăturile dor grozav mai mult de 30 de ore. Treci de la o stare la alta dar nu gradual. Câteodată parcă-s toate senzaţiile împreună sau nu ştii să defineşti ce simţi.

Exemple:

- Urzicarea şi uluiala

- Durerea

- Mâncărimea

- Amorţirea combinată cu durere – mai ales dacă pielea urzicată intră în contact cu apă caldă. Sau orice altă sursă de căldură. Nu, te sfătuiesc, nu să faci duş (baie) cu apă caldă după ce te-ai urzicat. Aşteaptă vreo 24 de ore, cel puţin. Asta dacă nu eşti masochist. Ca mine. Glumesc. Nu sunt masochistă dar cică pişcăturile de urzică fac bine, adică fac rău reumatismului. Bine, luptă împotriva lui. De aia culeg urzicile cu mâinile. Curios este că nu cred că am reumatism. Nu mi-a zis nimeni c-aş avea. Este doar preventiv. Ori am avut şi urzicile m-au lecuit.

Dar doare rău, să ştii. Te-am avertizat.

În ciuda a ce susţin mulţi, urzica se poate folosi pe tot parcursul anului, inclusiv pentru gătit. Poate nu au aceleaşi capacităţi nutritive sau curative, dar dacă-şi pierd unele, sunt sigură că câştigă altele. Dar asta o zic eu.

Oricum ar fi, eu o folosesc din martie până-n noiembrie sau până când nu o mai găsesc. Depinde de unde locuiesc. Sub zăpadă nu mă bag după ea. Nu.

La uscare o pun dar numai să o folosesc la ceaiuri sau infuzii.

Dacă ai nevoie de reţete cu urzici, te rog să cauţi cărţile de bucate semnate de mine:

- *<u>41 de Reţete de Chiftele, Omlete, şi Aperitive Reci</u>,*
- **25 de Reţete Rapide din Cartofi – Bucate Fără Gluten pentru Începători**,
- **20 de Reţete Rapide cu Urzici**

Eu însămi am folosit infuzia de urzică, de copil, când nu ştiam că închide părul (la culoare). Am observat pe propria „piele", nu vorbesc sau scriu din auzite.

Aşadar, dacă ai părul închis la culoare şi una (sau mai multe) dintre problemele enumerate mai sus, îţi sugerez să

- Culegi 2 mâini de urzici (cam 100 g; cu tot cu tulpină), pe care le speli foarte bine.
- Pui apă la fiert şi laşi să fiarbă (apa, fără urzici) vreo 8-10 minute.
- După care o torni peste urzicile aflate într-un vas de sticlă sau porţelan curat. Ca să poţi folosi şi urzicile în sine, nu numai apa/infuzia.
- Laşi vreo 10 minute acoperit cu un prosop curat, după care scurgi apa (nu arunca urzicile – vezi capitolul următor de ce) şi te speli cu ea pe cap. Ar fi bine să laşi şi pentru clătit.
- Repetă operaţia de 2-3 ori pe săptămână pentru o perioadă cât mai lungă de timp. 2-3 săptămâni, de 2 ori pe an şi-ţi garantez că vei vedea rezultate optime.

Urzica acoperă firele albe, e adevărat, dar folosită foarte des. Mai tot timpul, adică. Cum fac eu cu muşeţelul.

Frunzele de nuci – pentru păr închis

Când eram mică auzeam vecinele spunând că frunzele de nuci le colorează părul. Eu n-am crezut până n-am făcut – şi asta tot din greşeală ca mai înainte.

Dintre toate plantele, frunzele de nuci colorează cel mai repede şi în profunzime. Culoarea fiind intensă şi foarte de durată.

Ca mai sus

- Culegi 2 mâini de frunze de nuci (cam 100 g), pe care le speli foarte bine.

- Pui apă la fiert şi laşi să fiarbă (apa curată fără frunze) vreo 8-10 minute.

- După care o torni peste urzicile aflate într-un vas de sticlă, porţelan sau plastic curat. Ca să poţi folosi şi frunzele de nuci în sine, nu numai apa sau infuzia.

- Laşi vreo 10 minute acoperit cu un prosop curat, după care scurgi apa (nu arunca frunzele – vezi capitolul următor de ce) şi te speli cu ea pe cap. Ar fi bine să laşi şi pentru clătit.

- Repetă operaţia de 2 ori pe săptămână pentru o perioadă cât mai lungă de timp. 2-3 săptămâni, de 2 ori pe an şi-ţi garantez că vei vedea rezultate excelente.

Când faci asta, foloseşte un şampon anti mătreaţă. Se găsesc în supermarketuri, plafaruri.

Îţi sugerez să foloseşti şi un balsam mai ales dacă ai părul uscat la vârfuri, dar nu numai.

Alimentaţia greşită, stresul, folosirea plăcii, soarele, vântul şi alte intemperii usucă părul foarte tare. Ai nevoie de balsam chiar dacă nu crezi.

Îţi doresc un păr luminos, ca soarele de primăvară.

Sfaturi de Curăţare şi Întreţinere a Feţei, a Decolteului şi a Gâtului

Ten şi decolteu fără riduri

Ştiai că pielea gâtului îmbătrâneşte prima şi este aproape imposibil să elimini ridurile după ce s-au instalat?

Operaţiile estetice nu ajută mult în acest caz. Trebuie să iei măsuri din timp.

În ultimii ani sunt fixată cu ridurile de pe gât. Văd în filme actriţe nu foarte înaintate în vârstă, cu riduri pe gât foarte adânci.

Mă cuprinde aşa o disperare... că NU vreau să arăt aşa. Mă gândesc că ele au multe posibilităţi (financiare, mă refer) ar putea face ceva înainte de a ajunge aşa.. dar, probabil, au alte priorităţi şi nu dau importanţă până nu e PREA târziu. De aia stau mereu cu gura pe o soră de a mea. „la tu şi foloseşte cremele ale.. că anii trec şi nu vei mai putea face nimic!"

Toţi ştim că operaţiile estetice sunt în vogă şi e foarte uşor să elimini ridurile. Problema e că pielea gâtului e cea mai sensibilă şi nu se poate recurge la chirurgia plastică, am zis. De aceea vezi actriţe (în particular) cu feţe de păpuşă de porţelan... doar gâtul le trădează, din păcate. Gâtul şi mâinile.

Ai mare grijă, ia măsuri urgente... nu lăsa pe mâine că poate fi prea târziu. Ţesuturile se refac foarte greu şi ridurile... hmm, parcă sunt sculptate de Michelangelo în marmură de Carrara! Indelebile!

Folosesc creme antirid de la 22 de ani. Atunci am notat cu mare tristeţe că eram predispusă la aşa ceva. Mama nu prea are.. dimpotrivă. Nu ştiu cui îi semăn. Fir-ar!

În orice caz ar fi trebuit să nu mai înainteze cu aşa rapiditate, dar am citit că mersul cu capul în jos este unul din motivele apariţiei ridurilor pe gât. Un alt motiv pentru care ar trebui să începi să mergi cu capul sus. NU cu nasul pe sus. E o diferenţă incomensurabilă, ştii?!

Dacă notezi că ridurile tale sunt prea pronunţate, începe să recurgi la remedii naturale pe cât posibil, dar depinde şi de posibilităţi/ gusturi.

- Dormi fără pernă. Eu nu folosesc pernă de 20 de ani. Din cauză că perna de la cămin scârţâia îngrozitor. Nu puteam dormi deloc aşa că am pus-o la picioarele patului, adică sub picioarele mele!

- Să dormi cu picioarele puţin mai sus decât capul ajută la îmbunătăţirea circulaţiei! Am prins două vrăbii odată.

În orice caz văd că la mine ridurile nu au realizat că dorm fără pernă de o viaţă şi continuă să înainteze fără frică ca nemţii în primul război mondial!

Ulei de gălbenele

M-am gândit bine, am citit, analizat că ar fi cazul să recurg la soluţii puţin mai serioase cum ar fi: datul cu cremă de mai multe ori pe zi în zonele uscate şi înclinate spre riduri.

Cum nu prea mai am încredere în creme varie am decis că e cazul să mă dau pe natural.

Am cumpărat ulei de măsline presat la rece. Am luat o sticluţă am pus în ea 5 flori de gălbenele am turnat ulei şi am lăsat-o la macerat 5 zile.

- Mă dau de câte ori îmi aduc aminte mai ales pe gât şi-n jurul ochilor unde am pielea FOARTE uscată.

- Mă dau şi pe buze că nu ştiu de ce mi se crapă aşa de des. Trebuie să investighez.

- Mă dau pe mâini, pe picioare... peste tot unde e nevoie.. şi crede-mă se cunoaşte. Poate am găsit, în sfârşit, cum să le vin de hac ridurilor astea inestetice, arogante şi insuportabile!

Şi, fiindcă, stau foarte mult acasă în ultima perioadă, am decis să-mi leg de gât un fel de fular din bumbac îmbibat până la refuz cu ulei de gălbenele. Parcă, parcă arată mai bine gâtul meu acum.

Când am împlinit 40 de ani mi-am dat seama că trebuie să fiu mai atentă, în special cu pielea de pe gât. De atunci cumpăr creme speciale pentru gât şi decolteu dar n-am observat o mare ameliorare.

Ceea ce ajută este masajul pielii gâtului şi nu crema în sine. Un ulei oarecare aduce aceleaşi beneficii ca o cremă de 1000 de dolari. Numai că eu nu am folosit niciodată o cremă de 1000 de dolari. De 200 da, dar nu mai mult.

Poate tu ai o altă experienţă.

Caută video tutoriale pe YouTube care te-nvaţă cum să faci acest masaj. Este simplu de tot.

- Îţi pui crema grasă (ori uleiul).

- Dai capul pe spate, ori te uiţi la tavan.

- Cu palmele ambelor mâini – pe rând – întinzi crema pornind de la baza gâtului până sub bărbie. Însă nu te opreşti acolo ci continui până termini pielea. Faci asta de 50 de ori în secvenţă.

Nu, nu durează o veşnicie, e gata-n mai puţin de 1 minut căci nu stai să te gândeşti ci mişti mâinile cu rapiditate, deşi nu în mod agresiv.

Să nu faci asta fără un lubrifiant căci întinzi pielea şi mai tare.

***

Unii oameni au ten uscat, unii gras (poate cu acnee), alţii mixt – adică gras în anumite locuri şi uscat în altele. Exact ca şi părul. Majoritatea femeilor (în special) are ten mixt.

Pe vremuri se zicea că cu cât te speli mai rar, cu atât este mai bine pentru pielea ta. Şi aveau dreptate. De câte ori te speli elimini bariere naturale de întreţinere, dar cum să nu te speli că puţi şi parcă nu te simţi bine, nu?

Dar dacă tot trebuie să ne spălăm, să învăţăm să folosim ceea ce natura ne oferă din abundenţă: plante în special.

- Apa fierbinte accelerează apariţia ridurilor. În schimb apa rece nu curăţă, dar îmbunătăţeşte circulaţia punând sângele în mişcare. Recomand să te speli cu apă caldă şi să te clăteşti cu apă rece.

- Spălatul în exces sau cu produse agresive, la fel, accelerează apariţia ridurilor.

- Cumpără întotdeauna săpunuri care conţin ingrediente naturale însă alege o marcă pe care te poţi baza.

  Dacă pe ambalajul unui săpun sau gel (orice lichid pentru spălat) scrie mare ”cu muşeţel” uită-te să vezi cât muşeţel conţine. În lista cu ingrediente pe ce loc este? Poate fi numai trecut pe lângă un câmp cu muşeţel şi majoritatea aşa sunt făcute. Interesează-te.

  Nu-ţi pot recomanda o marcă pentru că eu nu cumpăr produse de marcă decât foarte rar. De obicei merg în magazine naturiste şi caut acolo. Ori cumpăr de pe net, la fel unde mi s-a spus ori ştiu că vând produse genuine. Din nefericire, nu sunt multe.

  Vezi ca săpunul să nu aibă parfum în primul rând căci acela este mai mult ca sigur artificial. Puţine plante- şi menţin parfumul natural când sunt procesate.

- Săpunurile de faţă sunt săpunuri speciale. Nu folosi un săpun (lichid) pentru mâini sau corp pe faţă. Sunt sigură că ai notat cum tenul se usucă imediat. Nu crede că dacă usucă va avea un efect pozitiv asupra acneei. Din nefericire nu funcţionează aşa, dimpotrivă, acneea se poate agrava.

- Faţa (tenul) se usucă prin tamponare şi nu prin frecare, mai ales dacă-l ai sensibil sau poate ars de soare şi tumefiat.

- După ce te-ai spălat cu apă călduţă şi săpun, clăteşte-te cu ceai rece din muşeţel, gălbenele, salvie, busuioc, etc.

- De 2 ori pe săptămână, în loc de spălare cu săpun, este recomandată o exfoliere. Tenul se luminează instant. Ai un capitol special mai departe.

- Să pui întotdeauna o cremă adecvată în jurul ochilor şi a buzelor mai ales. În aceste zone pielea este mai uscată şi aici se formează ridurile mai întâi.

- Cremele ar trebui să se ţină la frigider. Eu le ţin într-o cameră răcoroasă.

- Întinderea cremei se face prin masaj rotativ.

- După ce ai întins crema bine, pişcă lejer pielea strângând-o-ntre degete. Cu buricele degetelor loveşte pielea tenului uşor pentru a pune sângele în mişcare.

Ai văzut vreodată cum se pălmuiau femeile odată ca să dea culoare tenului?

Ei, de asta o făceau.

Dar nu te pălmui prea tare. Fii delicat/ă.

- Există creme speciale pentru față, gât și decolteu, ochi, buze, corp, mâini, picioare, păr. Sunt sigură că știi asta. Nu, nu sunt mofturi. S-au făcut studii aprofundate.

- Atenție la cremele împotriva razelor de soare. Uneori fac mai mult rău decât bine.

- Multe femei ignoră faptul că cremele sunt făcute și pe vârste – perioade din viață, etate, îmbătrânire sau cum vrei să-i zici.

O fată de 15 ani nu ar trebui să folosească creme pentru femei mature și viceversa. Asta pentru că fiecare cremă conține substanțe diferite în cantități diferite special alese. Nu degeaba se fac atâtea experimente în laboratoare.

Personal nu am dat importanță și numai în ultimii ani am notat că se găsesc creme pentru femeie cu vârste cuprinse între 15-25, 25-30, 30-40, 40-50, 50+ ani.

- Nu te culca niciodată cu machiajul pe faţă, oricât de obosită ai fi. 5 minute îţi pot recupera 2 ani de îmbătrânire precoce.

- Nu te demachia întotdeauna cu şerveţele demachiante pentru că nu ştii ce este în ele.

Foloseşte mai degrabă creme demachiante din plante. Dar nu e că sunt 100% naturale oricum ar fi.

Eu am un lichid special, însă nu folosesc pudră, fard sau alte chestii de acest gen. Machiajul meu constă în rimel, ruj şi poate un creion gros pe pleoape.

După ce te-ai demachiat şterge tenul cu un ceai rece din lapte.

În fiecare săptămână să te exfoliezi şi să aplici măşti de curăţare şi hrănire, mai ales dacă foloseşti fonduri de ten. Vezi mai departe.

Exfoliante biodegradabile pentru ten luminos

Tu femeie sau/și bărbat îți iubești pielea și vrei să-ți radieze sănătate și frumusețe.

Dar în același timp iubești natură și ești conștientă de faptul că exfoliantele cumpărate conțin particule de plastic care sfârșesc în ocean într-un fel sau altul.

Eu îți spun astăzi și chiar aici că ai o sumedenie de exfoliante naturale pe care le poți folosi zilnic fără să atentezi la viață planetei.

Exfolierea tenului, sau a pielii în general, este indicată și recomandată mai ales când se schimbă anotimpurile.

Tenul se luminează instant. Jur.

Și ca să nu te plictisesc, trec direct la subiect. Uite o listă dar nu este exhaustivă. Sunt sigură că știi și altele:

- Zaț de cafea
- Ceaiul din pliculețe sau ceaiul vărsat dacă-i mărunțit - după ce l-ai folosit
- Zahăr măcinat fin - NU pudră
- Sare măcinată fin - din comerț
- Nisip fin

- Bicarbonat/amoniac
- Făină de porumb pentru mămăligă sau tărâţe măcinată mai fin - Poţi folosi râşnita pentru cafea
- Fructe varie - în general toate fructele care au seminţe mici: căpşuni, kiwi, etc., dar şi pulpă de pere este destul de grunjoasă.
- Legume varie cum ar fi roşiile.

Preferatul meu este zaţul de cafea pe care-l folosesc de 2-3 pe săptămână (ori zilnic-depinde de cum mă simt) sub duş. Pe tot corpul, dar în special pe faţă.

Cine zice că face bine, cine susţine sus şi tare opusul. Eu... fac cum mă taie capul. E corpul meu.

Procedează aşa:

1 lingură de zaţ amestecat cu 1 lingură ulei de măsline (extras la rece dacă-i posibil),

Amestecă foarte bine să faci o cremă.

Iei puţin între degete şi aplică-l prin frecare cu mişcări lejere, circulare fără să razi pielea, doar nu eşti lemn.

Începe de pe gât sau bărbie şi continue pe toate zonele, organizat să nu sari nicio o parte (inclusiv buzele).

În jurul ochilor şi pe buze mişcările vor fi şi mai lejere pentru că pielea este foarte delicată. Nu introdu în ochi, nu trebuie să precizez asta. În gură nu-i bai... e bun.

Când ai terminat (2-3 minute, depinde), te clăteşti cu apă călduţă. Eu mă clătesc cu infuzie de muşeţel, gălbenele sau petale de trandafir.

Usucă cu un prosop din bumbac tamponând uşor.

Aplică apoi, neapărat, o cremă hrănitoare specifică tenului tău. Acesta se aplică prin mişcări circulare.

Fă asta 1 dată pe săptămână sau de 2 ori, NU MAI mult (părere strict personală). Vei observa instant cum pielea este mult mai strălucitoare/luminoasă, destinsă şi catifelată.

O avertizare personală: Nu ieşi din casă cel puţin 4 ore după acest tratament; mai ales dacă este frig, bate vântul sau dimpotrivă, este foarte cald (miezul zilei). Tenul este foarte sensibil după exfoliere şi se poate crăpa sau arde.

Dar mai ales, nu sta în praf. Se poate inflama dacă ai frecat prea tare şi ai crăpături plus că se închizi porii cu dopuri de praf care nu sunt altceva decât puncte negre.

Şi... ai grijă că uzul frecvent îţi ia „bronzul". Vara optează pentru măşti din fructe.

Aşadar, dată viitoare când faci cafea, păstrează zaţul şi dacă crezi că pielii tale îi trebuie o exfoliere, foloseşte-l cu încredere.

Nu uita să foloseşti o cremă după orice exfoliere – un ulei extras la rece ar fi şi mai bun. Aplică prin mişcări circulare.

Apă de trandafiri pentru luminozitate

Dar şi pentru curăţirea şi împrospătarea pielii de pe faţă şi gât (dar nu numai).

Folosesc această apă din comerţ de foarte mulţi ani.

Acum 6 ani însă, când m-am întors în ţară, am văzut la părinţi o plantă de trandafiri roz ce avem noi de când mă ştiu. M-am îndrăgostit pe loc de parfumul lor şi mi-a venit în minte că aş putea folosi trandafirii să fac apă de trandafiri. Şi aşa am început să o fac acasă. Nu este parfumată ca aia din comerţ şi sincer îmi place mai mult. Sunt sigură că ei pun parfum în ea şi cine ştie ce alte bazaconii chimice.

Fac 1 dată pe săptămână (în special sâmbăta), o pun într-o sticluţă şi o conserv în frigider. Este un sistem foarte practic. O folosesc în fiecare dimineaţă când mă trezesc sau ori de câte ori simt nevoia „să mă fac frumoasă."

Nu ştiu cum să explic, dar parcă ţi se iluminează pielea instantaneu.

Când cineva îţi oferă un trandafir, nu-l arunca când s-a ofilit. Pune-l la uscare şi fă-ţi apă din el.

Reţeta:

- Pune la fiert 1 cană de apă (250 ml) cel puţin pentru 9 minute (în 9 minute de fiert se distrug toţi microbii din apă; aşa s-a descoperit).

- Când a fiert destul, scade. Toarn-o peste petalele ce ai pus într-un recipient (pahar/cană) din sticlă (evită plasticul că la temperaturi înalte emană substanţe toxice. Doar dacă ai un ceva din plastic special, cum ar fi un produs Tupperware).

- Acoperă şi lasă să se „odihnească" pentru 10 minute. Când s-a răcit o pui într-o sticlă şi o conservi la frigider nu mai mult de 1 săptămână.

O altă variantă este să torni apă plată – cumpărată la sticlă sau fiartă şi răcită ca mai sus – peste petale şi să laşi la macerat vreme de, cel puţin, 8 ore. Mai fac şi aşa din când în când.

Cum să o foloseşti

Udă o bucată de bumbac cosmetic (de unică folosinţă) şi şterge faţa, gâtul cu delicateţe (nu apăsa foarte tare). După care întinde crema/uleiul pe faţă şi gât.

Foloseşte-o şi după ce te-ai demachiat. Este foarte indicat.

Dimineaţa si oricând simţi nevoia, vara când e cald, să te reîmprospătezi. Pune-o într-o sticlă cu pulverizator si poart-o cu tine. Optimă când eşti pe plajă, la picnic, într-un parc.

Măşti naturale pentru ten uscat, gras, mixt sau

cu acnee

Tenul gras este lucios, cenuşiu, lipsit de viaţă.

Din nefericire (de obicei) cine are tenul gras suferă grozav şi din cauza acneei = coşurilor, punctelor negre (din cauza porilor deschişi).

Eu am ten gras (mixt de fapt, ca multă lume), dar este foarte senin (nu lipsit de ceva probleme totuşi) pentru că am mare grijă de el. Multă lume mă întreabă cum reuşesc şi iată, am decis, să scriu cât de uşor, practic şi ieftin este. Nu cheltui deloc sume monstruoase, după cum vei vedea.

În acest capitol voi vorbi despre măşti pe care (personal) le folosesc cu regularitate. Sunt uşor de făcut acasă din fructe şi legume de sezon, din plante şi alte produse naturale. La îndemâna oricui.

Premise valide pentru aproape toate măştile:

Orice mască cosmetică se aplică pe tenul curat spălat cu apă caldă şi săpun specific, evitând zonele uscate: gât, conturul ochilor şi a buzelor. Se ştie că în jurul ochilor pielea este mai uscată aşa că ai mare grijă. Când pielea e uscată dispare elasticitatea pielii şi aşa apar ridurile care sunt imposibil de estompat/scos fără operații estetice. Nu rezolva niciodată o problemă creând alta.

Masca se elimină cu apă călduță, NU fierbinte!

Usucă fața (tenul) tamponând cu un prosop moale din bumbac, curat, exclusiv pentru față – al tău personal!

După ce ai eliminat masca aplică o cremă de față lejeră excluzând, de data aceasta, zonele grase (adică cele pe care ai pus masca cu probleme-acnee-coşuri). Recomand cremele biologice (naturale) dacă ai încredere în ele. Va trebui să hidratezi şi zonele grase, dar numai când vei reuşi să elimini mare parte din acnee.

Roşiile – ten gras

Roşiile sunt minunate (sucul de roşii sau/şi piure-ul, mai precis – pentru ten gras.

Scurge o roşie matură într-un vas de porţelan, ceramică, sticlă.

Întinde – imediat, nu lăsa să se oxideze – cu un tampon de bumbac (sau cu pansament steril) pe toate părţile feţei afectate de acnee (sau alte părţi ale corpului).

Ţine în poză circa 15 minute. Ori stai în pat să te relaxezi, ori faci treabă (asta dacă nu curge de pe faţă), dar nu ieşi din casă că sperii lumea.

Apoi clăteşte faţa cu apă călduţă (NU fierbinte).

Usucă tamponând cu un prosop moale curat.

Nu uita ca apoi să aplici o cremă lejeră pe zonele uscate.

Operaţia asta o poţi face de 2 ori pe săptămână, evitând zonele uscate cum am zis mai sus.

Eu fac piure dintr-o roşie, şi aplic ca mai sus. Mi se pare mai bun, practic şi eficace.

Castraveţii – ten gras

Sucul de castravete, ca şi mai sus. Numai că este mai greu să extragi sucul din el dacă nu ai un aparat special. Îl tai bucăţi mai mici pe care le laşi câteva minute (5-10) într-un vas/bol de sticlă. Înmoi în suc un tampon de bumbac şi aplici pe toată faţa insistând pe zonele cu probleme. Laşi să acţioneze 15-20 minute.

Această metodă este mai mult pentru curăţat, dar e foarte bună şi ca mască.

Personal fac altfel (ca şi mai devreme), îl curăţ de coaja (foarte subţire), îl rad pe răzătoarea mică (1 bucăţică, cam 3 feliuţe), iau pasta care rezultă şi o întind pe toată faţa, evitând zonele uscate.

Alte legume şi fructe care sunt optime măşti

- Mere – ten normal sau mixt
- Pere – ten normal sau mixt
- Struguri – ten uscat
- Mango – ten uscat
- Piersici – ten normal sau mixt
- Nectarine – ten normal sau mixt
- Căpşuni – ten gras sau mixt
- Vişine – ten gras sau mixt
- Citrice: lămâie, lime, grape-fruit, etc. – ai grijă căci acestea ard pielea grozav. Ţine maxim 2 minute pe faţă. Indicat ar fi să faci un amestec dintr-o lingură de suc de citrice + 1 lingură apă fiartă şi răcită. Te ştergi cu acest amestec dar numai pe zonele grase sau cu acnee.

Argila – ten normal, mixt sau gras

Care nu se găseşte la noi pe stradă, dar în magazinele (naturiste) specializate, dar şi în supermarket-uri. Personal nu o pot folosi pentru că sunt alergică. Am încercat de mai multe ori apoi am renunţat. Îmi făcea mai mult rău decât bine. Cum se foloseşte ar trebui să fie scris pe cutia/tub/flacon/plicul ce cumperi. Respectă proporţiile şi, dacă nu ai folosit niciodată, încearcă pe o porţiune ascunsă a corpului. Pe mine a început imediat să mă usture grozav şi am scos-o rapid spălând energic cu apă caldă. Apoi m-am dat cu ulei de măsline extras la rece.

Rostopasca – ten cu acnee

Sucul proaspăt de rostopască care este fenomenal împotriva multor alte afecţiuni dermatologice. Am scris 2 capitole diferite despre.

Rupe planta şi aplică imediat sau după ce ai lăsat să se oxideze 2-4 secunde (nu mai mult). Aplică apoi pe fiecare acnee în parte.

Lasă să acţioneze chiar şi 1 oră, şi procedează ca mai sus (clăteşti, usuci tamponând, pui cremă).

Aceasta nu este o mască propriu-zisă de aceea se poate folosi în fiecare zi, când vii de la şcoală poate (seara). Dacă nu ai acasă o plantă de rostopască, şi nu ştii unde să o găseşti, plantează una în ghiveci.

Nu te culca cu faţa murdară că pătezi toată perna şi nu prea mai iese la spălat. Foloseşte un disc din bumbac îmbibat în ulei ca să scoţi rostopasca din piele.

Sfaturi de Sănătate – Terapii Alternative

Vitiligo, pete de bătrâneţe, psoriazis, pistrui – Rostopasca

Multă lume nu a auzit de această plantă. Recunosc că nici eu nu am ştiut până acum 4 ani, când o cunoştinţă de a mea m-a întrebat dacă ştiu vreun remediu pentru vitiligo. Auzisem de vitiligo şi ştiam că este ceva cumplit pentru acei care ţin la aspectul exterior. Nu am vrut să cred că are acea boală pentru că ştiam că nu are remediu. Am încercat să o încurajez (era disperată) că tare mult m-a afectat chestia asta. M-am pus pe citit şi studiat şi aşa am descoperit că rostopasca – sucul proaspăt, mai ales – încetineşte sau opreşte boala complet.

Rostopasca este o plantă sălbatică – adică care creste natural pe orice bucată de pământ, chiar şi pe cel bulgăros, pietros, nisipos şi arid de parcă ar vrea cu tot dinadinsul să o vedem şi să o preţuim.

Cel mai adesea o găsim în grădini şi pe marginile străzilor, chiar şi-n oraş.

Rostopasca iese în primăvară devreme (martie-aprilie) şi trăieşte până-n toamnă (septembrie-octombrie). Depinde de temperaturi.

Ce este vitiligo?

Este o boală a pielii care se manifestă prin apariţia unor pete albe (foarte albe) pe piele/toată pielea corpului (depigmentarea).

Nu este dureroasa si nici transmisibila, dar este debilitanta pe plan moral/psihic. Impactul vizibil poate trimite o persoana in depresie cronica. Teribil de trist.

Această cunoştinţă de-a mea s-a dus la mulţi medici căutând frenetic o soluţie. Dar toţi doctorii i-au zis că nu există niciun fel de medicament/cremă care să vindece această teribilă afecţiune. I-au prescris zeci de creme extrem de scumpe. Când ai aşa ceva nu te mai uiţi la bani. Nu a văzut niciun efect şi a cuprins-o disperarea şi mai tare. Fiind o persoană combativă nu s-a lăsat şi a căutat remedii alternative.

Rostopasca, plantă ce creşte la orice margine de drum imediat ce începe a se desprimăvăra şi ţine tot anul. Printre buruieni, pe câmp. Este foarte uşor de recunoscut.

Sucul proaspăt, care se eliberează numai prin ruperea cu atenţie a tulpinelor, este un remediu foarte eficace împotriva bolilor sau afecţiunilor de piele.

Eu am pete maronii pe mâini, dar mai ales sub nas ca o mustaţă, şi nu e deloc simpatic. Am fost peste tot acum vreo 8 ani. Şi mie mi-au spus acelaşi lucruri. Am vrut să elimin pata printr-un exfoliere chimică sau laser, dar mi-au zis că este imposibil pentru că nu e o pată uniformă ci mii de puncte. Nerealizabil. Nu există remediu.

Dar nu m-am lăsat nici eu şi acum nimeni nu o observă.).

Am avut şi câteva pete răzleţe pe faţă care mă deranjau puţin. Nu mă refer la pistrui, îi iubesc chiar.

Folosesc sucul de rostopască de 3-4 ori pe zi.

Cum am zis, trebuie să rupi planta (tulpinile - una câte una) cu atenţie, dintr-un singur gest. Să nu o chinui, că se pierde sucul. În 2-3 secunde se oxidează. Aplici direct pe pată, pete, aluniţă, tamponând uşor cu tulpina plină de suc.

TE ROG, ai grija cu aluniţele, consulta un doctor IMEDIAT, dacă ţi se pare ceva ciudat. Dacă s-a mărit, infectat, sau doare. NEAPĂRAT.

Dacă nu ai acasă (prin grădină) şi nu poţi găsi în natura necontaminată, îţi sugerez să cumperi una în ghiveci şi să ai mare grijă de ea. Ţine tot anul, şi cum rupi tulpinile cresc altele în loc.

Toamna este mai puternică oxidarea, dar eu folosesc tot anul. Cum începe să crească, rup şi-mi aplic cu încredere pe petele ce mă deranjează. Nu pot să spun că au dispărut repede, dar s-au estompat de-a lungul unei perioade lungi de timp.

Recomand tuturor celor care vor un remediu natural şi de sigur efect. Eu sunt foarte mulţumită.

Este folosită în psoriazis, vitiligo, pete de bătrâneţe, pete de la medicamente, cicatrici, etc.

Ps. Este extrem de amară. Evită ochii (deşi e un remediu extraordinar şi împotriva cataractei, am citit) că or să te usture îngrozitor. Rău nu poate să-ţi facă, doar deranj fizic. Eu mi-am şters ochii cu suc, de mai multe ori. Aproape că mi-a venit să leşin, dar se merită!

Numele latin` (al plantei de rostopască) este: "Chelidonium majus" (thanks bro').

Am mai scris despre această plantă şi proprietăţile ei, dar parcă nu este niciodată de ajuns.

Am descoperit această plantă acum 3-4 ani, după ce cineva drag mie a avut o experienţă terifiantă cu vitiligo, aşa cum am scris în primul articol.

Astăzi voi scrie despre petele de pe mâini (am amintit ceva şi-n primul articol). Sunt maronii, unele în relief, similare cu pistruii. (Ies în evidenţă mai mult vara.) Pe mine mă deranjează enorm vederea lor.

Cred că petele de pe mâini sunt ereditare, dar numai dacă eşti predispus. Mă uit la surorile mele şi mai toate au, inclusiv eu (mama are). Mi-au apărut la o vârstă destul de tânără. Erau aproape invizibile, dar eu, care sunt extrem de atentă şi sperioasă la semnele timpului, m-am pus repede în mişcare şi mi-am cumpărat nişte creme care decolorează/albesc pielea. După cum vezi, vorbesc de pete care au nuanţă şi aspect complet diferit de a petelor vitiligo.

Au funcţionat că s-au oprit imediat. Multe au dispărut şi, eu, ca o persoană ignorantă şi incoştientă am încetat să folosesc aceste creme. În foarte scurt timp au reapărut, unele în relief. Nu pot să postez o poză în care să pot arăta exact despre ce vorbesc pentru că aparatul meu (fotografic) nu este performant, dar cred că ai înţeles. Sigur ai văzut la cineva.

Şi apoi am descoperit rostopasca. Aveau părinţii prin curte, peste tot. Curios e că nu văzusem niciodată până atunci. Mama zice că a fost tot timpul. Boh, nu ştiu. Am notat cum atunci când te interesează ceva îl vezi oriunde.

Folosesc sucul zi de zi, când sunt la ţară, ba chiar de mai multe ori pe zi (2-3-5+ ori). E gratis. Nu mai explic cum se face, că am scris mai sus.

Garantez că se estompează destul de rapid. Dar fii statornic în a-l folosi. E destul de urât să-ţi vezi mâinile pătate de suc de rostopască, dar frumuseţea are preţul ei.

Bineînţeles că poţi face asta doar când nu ieşi în public, s-ar cam cruci toţi, aşa că Evită expunerea „mânuţelor" pătate de suc în mijlocul oamenilor. Sau foloseşte mânuşi din dantelă. Mie puţin îmi pasă de ce zic oamenii, ies aşa pe stradă. Dar eu ies şi-n pijama. Îmi permit, pe aici oamenii nu te judecă cum se întâmplă pe la noi.

O precizare este necesară: pielea se usucă foarte mult şi, dacă nu ai folosit o cremă specifică pentru mâini până acum, e cazul să începi să o faci. Seara, înainte culcare, după ce ţi-ai spălat bine pielea şi ai eliminat sucul de rostopască (se ia cam greu, dar nu insista căci crema ajută şi la ştergerea petelor), pune-ţi cremă neapărat şi foloseşte mănuşi de bumbac special pentru asta.

Mâinile, la fel ca şi gâtul, trădează vârsta exactă a unei persoane. Unul dintre coşmarurile mele.

Ţin să-ţi mai dau o idee (care mi-a venit doar zilele astea), chiar în această perioadă (sfârşitul lui mai, începutul lui iunie). Rostopasca, după ce a înflorit (flori galbene) face nişte teci subţiri, similare cu ardeii iuţi, pline de seminţe care se pot semăna în ghiveci.

Eu am semănat, pentru prima dată, (ca un experiment); am expus ghiveciul la soare şi aştept să văd dacă răsare ceva. Sper din suflet să facă plantă, aşa voi putea folosi sucul de la această miraculoasă plantă în fiecare zi. Încearcă şi tu, dacă petele de pe mâini te deranjează. Cu cât amâni cu atât vor deveni mai vizibile şi permanente.

Planta se găseşte la tot pasul, pe marginile străzilor, chiar şi-n oraş. Cum am zis, nu recomand să foloseşti sucul de la o plantă din oraş (din cauza contaminării cu smog), dar seminţele nu trebuie să prezinte acelaşi pericol. Culege seminţele (ai grijă că se scutură foarte uşor dacă-s uscate) care sunt similare cu seminţele de mac: mici (cât un vârf de ac) şi negre, şi pune-le într-un ghiveci ca şi cum ai însămânţa flori.

Când vei rupe tecile (uşor, dintr-un singur gest) se va elibera instantaneu suc din abundenţă. Nicio altă parte a plantei nu eliberează atât de mult suc ca aceasta. Profită, folosindu-l pe negi, aluniţe, pete, etc. .

Repet. TE ROG, daca observi o modificare la pete, negi, alunite - de ex. s-au umflat, modificat forma/mărit, sau au devenit dureroase, IMEDIAT la doctor.

Nu amâna niciun moment. Poate nu e nimic, şi sigur aşa e, dar să-ţi iei de-o grijă. Bine?

Top 3 remedii naturiste în tratarea discromiilor cutanate – Vitiligo

Deşi vitiligo nu doare fizic, este o boală care distruge multe vieţi.

Ştiu foarte multe despre vitiligo de aceea pe 2 dintre dintre cele 23 de bloguri ce am: eumerit.blogspot.com/ retetetrupsisuflet.blogspot.com am scris mai multe articole despre cum se tratează această boală nemiloasă.

Un cititor, Nick, mi-a adus o mărturie preţioasă în acest scop.

Trei lucruri făcute temeinic te vindecă de vitiligo sau pete maronii:

1. Tamponarea petelor cu suc proaspăt sau tinctură de rostopască.
2. Ingerarea de suc din lămâi biologice.
3. Expunerea la soare când nu este toxic şi nociv pielii.

Pe lângă acestea, încearcă şi să:

- Stai departe de carne – daca poti. Cică carnea hrăneşte tot ce ai rău în organism.

- Dacă ai putea să faci post negru măcar câte 1 zi pe lună, ar fi fenomenal. Eu fac câte 3 zile (consecutive) de 2 ori pe lună. Dar despre asta în cartea: *În Formă cu Cap*.

- Consumă fructe şi legume crude şi proaspete

- Lucrează cu mintea să eliberezi stresul. Ascultă audios cu isochronic şi binaural sunete.

Fiind o cură holistică, procedeul de vindecare este lung, dar sigur dacă eşti constant.

- Cu cât începi tratamentul mai devreme, cu atât te vindeci mai repede.

- Cum vezi o pată, du-te la doctor să investighezi apoi tamponează cu suc proaspăt de rostopască.

- Sucul proaspăt de rostopască poate fi folosit imediat ce planta iese din pământ şi până când dispare. Du-te să o cauţi. Sunt sigură că o găseşti la tot pasul dacă nu este un strat de zăpadă afară.

- Tinctura de rostopască poate fi folosită pe tot parcursul anului.

- Sucul şi tinctura pătează hainele dar nu şi pielea. Însă când o foloseşti nu poţi ieşi din casă pentru că este vizibilă. Uleiul (orice fel de grăsime) îndepărtează petele de rostopască de pe piele.

Nick, unul dintre cititorii mei afectați de această boală, mi-a dat multe ponturi. El insistă că vitiligo este o boală a sistemului imunitar și sunt de acord cu el.

Însă niciunul dintre noi nu este medic.

Nick vorbește din experiență și mi-a demonstrat că s-a vindecat aproape total de un stadiu foarte avansat de vitiligo. Mi-a trimis poze. Este absolut incredibil.

Și eu vorbesc din experiență: am avut pete maronii și albe care s-au vindecat cu soare și rostopască. Cu ocazia asta mi-au dispărut și pistruii. Dar asta nu voiam, îmi iubeam pistruii.

Am pe cineva foarte apropiat care s-a vindecat de vitiligo. Iar altcineva este în proces de vindecare.

Am zeci de cazuri care pot da mărturie că sucul de rostopască estompează petele albe și maronii. Și chiar le face să dispară total. Însă este nevoie și de alte măsuri cum ar fi:

1. Plimbatul în natură, neapărat sub soarele care nu dăunează – adică dimineața până la 11:30 sau după-amiaza după 16:30.

2. Întărirea sistemului imunitar cu suc de lămâie sau orice care conține mari cantități de vitamina C, numai să fie biologic (organic). Fructele proaspete sunt cele mai indicate.

3. Statornicie: consistență și insistență.

Dacă te dai bătut după prima săptămână sau lună în care nu ai văzut semne de vindecare, atunci nu ai multe șanse să scapi de nicio afecțiune.

Știu că tu ai vrea să te vindeci imediat, și eu vreau asta însă nicio plantă, remediu naturist sau cură holistică nu-și face efectul într-o săptămână cum am vrea noi.

Iată mărturia lui Nick. O parte trimisă prin email, alta lăsată prin comentarii pe blogurile menționate mai înainte.

***

"Am vitiligo si ma tratez cu limonada foarte concentrata. 10 lamai pe zi. Cinci pe la ora 11 si alte 5 pe la ora 3.

Se storc lamaile se amesteca cu miere si putina apa.

Dupa o luna de astfel de cura vitiligo mi-a disparut de pe fata in proportie de 70%.

Vitiligo este o boala a sistemului imunitar iar aceste este stimulat prin aport intens de Vitamina C din lamai.

Deasemenea consum cam 10 morcovi cruzi pe zi. Recomand dieta vegetariana.

Deoarece sucul de lamaie are tendinta de a strepezi dintii ma clatesc cu apa sau apa minerala in gura dupa ce beau limonada pentru a dilua efectul acidic asupra smaltului dentar.

De asemenea stau la soare. Sfatul unora de a evita expunerea la soare nu cred ca valabil. Eu cred ca soarele vindeca. Totusi expunerea trebuie facuta treptat si cu moderatie, nici sa te prajesti la 40 de grade. Depinde in ce zona climaterica locuiesti.

Vitiligo indica o deficienta imunitara in sange. Vitiligo este o boala interna a sistemului imunitar NU externa. Nu cred ca o crema poate sa-l vindece.

Lamaile – biologice daca se poate care nu au fost stropite cu insecticide, detoxifica organismul si il fortifica."

***

Așadar, dacă ești afectat de discromii cutanate și alte afecțiuni ale pielii și cum ar fi:
- Vitiligo – adică pete albe

- Pete de bătrâneţe – adică pete maronii

- Psoriazis – se zice că apare pe bază de stres

- Eczeme

- Pistrui în exces care te deranjează

Întâi te duci la doctor ca să fii sigur că nu este ceva foarte grav care are nevoie de intervenţii chirurgicale şi alte procedee medicale chimice, apoi te înarmezi de răbdare şi cumperi lămâi organice, cauţi rostopască şi te expui la soare. Cu cap!

ATENŢIE

Dacă observi şi cea mai mică modificare a petelor, negilor (aluniţelor), pistruilor cum ar fi:

- umflare,

- înroşire,

- modificare a formei (mărire),

- sau au devenit dureroase, nu stai pe gânduri 1 singură secundă: te duci la doctor ca să-ţi iei de-o grijă.

Natura ajută extraordinar, dar sunt cazuri în care intervenţia medicinei clasice îţi poate salva viaţa.

Nu risca şi nu crede-n basme. Te rog.

Remedii ten cu acnee – Spălături cu ceaiuri din plante

Personal nu mai am mari probleme cu acneea. Evident, nu mai sunt adolescentă (ehehehe), asta mi-ar mai lipsi la vârsta mea. Am avut și eu 15 ani odată... ăăăă.

Ce, nu crezi?!

Cunosc câteva persoane (dragi mie) care se confruntă cu această problemă. Nu m-am gândit niciodată cât de mult poate influența viața unui om un ten plin de impurități/pori deschiși (coșuri).

Și eu am avut probleme, dar, pe vremea aceea nu am dat prea mare importanță. Mi se părea normal.

De ce apare acneea?!

Păi nu există neapărat un răspuns precis, zic eu. Multe pot fi cauzele:

- predispoziția, ereditatea de la părinți
- alimentația greșită, plină de grăsimi, prea multe dulciuri
- stresul
- viața sedentară, lipsa de mișcare fizică în aer liber, etc., etc., etc.

Nu sunt doctor şi nu vreau să vorbesc tâmpenii, de aceea voi vorbi doar despre ceea ce am probat eu pe pielea mea.

În primul rând, în toate cazurile, igiena pielii este fundamentală.

Aceasta trebuie făcută în fiecare seară cu apă călduţă şi cu un săpun ales cu mare grijă. Nu pot să-ţi dau un nume precis deoarece ceea ce foloseam pe vremea mea era un săpun cu sulf. Bănuiesc că se găsesc şi acum în comerţ, parcă am văzut prin supermarket-uri/farmacii.

Ştiu sigur că se găsesc săpunuri/geluri pe care scrie exact că sunt pentru acnee.

Unul dintre remediile care au funcţionat la mine a fost sucul proaspăt de lămâie - aplicat imediat după ce am stors lămâia. Dar acesta, fiind foarte concentrat (puternic), poate arde pielea făcând-o să se înroşească puternic şi creând foarte multă usturime. De aceea recomand să probezi puţin pe o zonă mică, să vezi dacă arde (laşi să acţioneze vreo 5 minute). Că exact aceasta face: arde, şi nu e bine căci dintr-una sari în alta.

Oricum, o poţi dilua puţin (cu apă plată, posibil fiartă şi răcită).

Laşi să-şi facă efectul circa 10 minute după care clătești cu apă călduță (NU fierbinte), aplici o cremă lejeră evitând cu sfinţenie zonele afectate de acnee. Să nu ieşi afară la intemperii (mai ales NU te expune la soare imediat ce ai făcut asta). Stai în casă cel puţin 5 ore.

De preferat este să faci operaţia aceasta seara, înainte de culcare (aplici, laşi să acţioneze, clătești, aplici crema – conturul ochilor/buzelor, pe gât). În cazul în care simţi că arde, adaugi puţină apă (adică diluezi sucul concentrat).

Proporţia?! Păi, depinde mult de pielea ta (eu nu-l diluam deloc, dar am pielea rezistentă). 1 lingură de suc + 1 lingură de apă. Fă mai multe experimente, dar nu exagera, ca să nu faci mai rău.

- Un „remediu" care se foloseşte impropriu este pasta de dinţi. Nu mai face asta, dacă ai făcut-o până acum. Nu este bine, nu te ajută, dimpotrivă. Pastele de dinţi conţin zahăr şi alte substanţe chimice.

- De asemenea, mă spălam pe faţă destul de des (poate în fiecare zi) cu infuzie de frunze de mentă sau urzică, rozmarin, muşeţel, salvie.

Infuzia se face cu apă fiartă şi răcită:

Într-un pahar de 150 ml de apă fiartă şi răcită pui o lingură de plantă tăiată mărunt şi laşi la macerat peste noapte).

Sau fierbi apa şi o torni peste frunzele de mentă sau urzică:

Pui o linguriţă de plantă (tăiată mărunt; poate să fie şi uscată şi proaspătă) la 150 ml apă. Laşi vreo 15 minute şi te speli normal cu ea dimineaţa (mai ales).

- Dacă simţi că tenul este gras foloseşte un săpun cu sulf (sau cel pe care-l foloseşti tu special pentru ten).

- Usucă-te tamponând uşor cu un prosop moale curat (pe care-l foloseşti doar tu, exclusiv pentru ten).

- Aplică o cremă lejeră (evită cremele grase cu ulei de măsline, migdale, etc.). Dacă găseşti cu extras din castravete, este optimă, dar nu prea are un miros plăcut.

Încă mai fac des astfel de spălături cu infuzii din plante. Recomand tuturor celor care un ten gras sau mixt, fie că au probleme cu acnee sau nu.

Remedii pentru călcâie crăpate – Urzică, muşeţel, gălbenele şi frunze de nuc

Cunosc pe cineva care are permanent călcâiele crăpate. Dar foarte crăpate, ceva de nedescris. Te doare numai cât te uiţi. Până nu vezi nu crezi. Un adevărat chin.

Din câte am citit, unul dintre motive este lipsa de calciu, vitamina E, predispoziţia şi multe altele pot fi cauzele călcâielor crăpate sau pielii uscate în general.

Infuzia de urzică – în special – calmează durerile şi ajută la suportarea şi vindecarea lor.

Este un proces lung şi lent, dar dacă-l faci regulat, în fiecare seară, de exemplu, vei observa mari îmbunătăţiri.

De aceea şi am zis să nu arunci urzicile (frunzele de nuc, muşeţelul, gălbenelele, etc.) dacă ai făcut infuzie să te speli pe cap.

Asta este valabil pentru mai multe plante dar menţionez doar urzicile că sunt cele mai indicate în acest caz.

Cum se procedează

- Culegi urzici cu tot cu tulpini.

- 2 mâini= 100 g. Cu cât sunt mai multe cu atât mai bine.

- Pui apă la fiert (10 minute).

- Pui urzicile într-un lighean unde intenţionezi să faci baia de picioare.

- Torni apa clocotită peste.

- Acoperi cu un prosop, laşi 10 minute.

- După care verifici să vezi dacă e prea fierbinte. Să nu te opăreşti că nu faci treabă bună. Dacă-i prea fierbinte mai lasă descoperit până se răceşte destul.

- Introdu picioarele în lighean (lasă urzicile, frunzele de nuci, muşeţelul, gălbenele, etc. acolo, nu le mai poţi folosi la altceva) şi stai la „înmuiat" vreo 15 minute – cel puţin.

- Repetă operaţia în fiecare seară. Urzici sunt peste tot, tot anul cum am scris mai înainte.

Poţi face asta uzitându-te la un film, citind o carte, împletind, stând la discuţie cu cineva. Nu-i prea mare deranjul şi nu-ţi răpeşte prea mult timp. Eu zic că pentru a te simţi mai bine şi a putea purta sandale, se merită!

După care te dai cu o cremă grasă, cu gălbenele de exemlu. Pune multă şi trage-ţi şosete de bumbac în picioare. Ţine-le măcar 2 ore.

Remedii miraculoase împotriva alergiilor – Uleiul de măsline şi untul de cocos

ATENŢIE: nu mă refer la intoleranţele alimentare ci la alergiile care atacă sistemul respirator cum ar fi alergiile la:

- Polen
- Fân
- Praf
- Acari

Am vorbit despre următorul remediu cu mai multe persoane şi toate mi-au confirmat că funcţionează 100%.

Până acum câţiva ani (10 circa) nu probasem o alergie pe propria piele şi mă simţeam foarte recunoscătoare pentru că aveam un aşa mare noroc.

Apoi am început să am dureri în gât permanent. Mergeam la doctor şi-mi spunea că nu am nimic, dar eu nu puteam înghiţi. Apoi îmi lăcrimau ochii non stop şi mă pişcau îngrozitor. Mă frecam să mi-i scot afară din orbite. Parcă aveam nisip în ei şi-am intrat în panică: să vezi că am cine ştie la ochi.

Fac un control, nimic. Dar când am început să strănut de câte 5-7 ori consecutiv, 2-3 ore pe zi fără pauză... şi când a început să-mi curgă şi nasul îngrozitor, m-am gândit că e o alergie la ceva. Dar nu m-am mai dus la medic căci ăla mi-a prescris de 3 ori antibiotice pentru asta.

Iarna nu am probleme. Imediat ce încep să înflorească florile/să crească iarba începe şi coşmarul. Dacă stau în apartament (în oraş) nu am nimic, decât dimineaţa. Parcă sunt răcită non stop. Am vocea aia răguşită şi sinusurile blocate, strănut şi câte 2-4 ore, îmi curge nasul îngrozitor. Consum 7 pachete de batiste nazale, dar e nimic pe lângă ce simt când sunt, pe câmp sau în grădină, adică-n mijlocul naturii. Acolo cum pun mâna pe o buruiană, plantă, floare, cum încep să strănut încontinuu. Mă doare capul, gâtul, ochii mă ard, îmi lăcrimează, etc. Îngrozitor. Anul trecut am început să iau antihistaminice (tip Claretine, dar altele care costă ceva mai ieftin. Principiul activ= Loratadine) în fiecare seară; dar numai când sunt la ţară. Funcţionează.

Fiind o persoană care crede în remedii naturale, mi-a fost greu să mă dau bătută şi să recurg la medicinale „obişnuite", dar n-am avut încotro. Pentru că am încercat de toate, vreme de 6 ani. Degeaba. Ceaiuri din fel de fel de plante, tincturi, uleiuri, integratoare, etc. etc. Nimic nu a funcţionat în afară de medicamentele comune. Bine şi aşa... că eram să mor de vreo 3 ori. Nu mai puteam respira deloc şi o pastilă şi-a făcut efectul într-o oră, circa. Mi-a salvat viaţa.

O soră de-a mea, pasionată de homeopatie (mai ceva ca mine) mi-a zis să încerc să încerc cu ulei de măsline extras la rece. Eu credeam că trebuie să-l beau. Dar nu. Am început să-l folosesc şi pot să zic că funcţionează. Am aşteptat câtva timp să fiu sigură înainte de a descrie procedeul miraculos, ieftin şi ne-medicamentos.

Te rog să împarţi acest articol cu toate persoanele pe care le cunoşti, poate va fi de folos cuiva.

Cum am zis la început, am ajutat multe persoane. Unele aveau o alergie severă şi trebuiau să folosească sprayuri speciale.

Sora mea a salvat o groază de oameni de la o viaţă chinuită.

Mă adresez acelor persoane care nu au probleme foarte mari: cum ar fi mâncărimea ochilor, durerea în gât, dar acelora care strănută şi le curg nasul. Cei care sunt alergici NU FOARTE TARE la: praf, făină, parfumuri, etc. (Şi nu au probleme mai grave care necesită tratament medicamentos) pot reduce simptomele considerabil. Atât.

Aceştia pot pune în aplicare, cu încredere, metoda următoare:

În fiecare dimineaţă, imediat ce te trezeşti – şi seara înainte de a merge la culcare, unge-ţi interiorul nasului cu ulei de măsline extras la rece.

Unele persoane nu suportă uleiul de măsline – nici mirosul – în acest caz foloseşte orice altfel de ulei ai în casă. Nu contează ce gust, ce marcă, ce tip de extracţie căci acesta funcţionează ca o barieră împotriva particulelor (microbilor, etc.) ce inhalăm (respirăm) odată cu oxigenul. Aceste impurităţi care nu sunt vizibile cu ochiul liber se lipesc de ulei nemaiajungând în plămâni ca să creeze alergii varie.

Chiar şi untul de cocos trebuie să fie bun. Am folosit de multe ori.

Introduci beţişorul înmuiat în ulei (grăsime), introdu în fiecare nară ungând (pe cât posibil) per total interiorul nării. Procedezi la fel cu ambele nări şi-ţi garantez că nu vei mai strănuta şi nu-ţi va mai curge nasul precum cascada Niagara.

Poţi să o faci de mai multe ori pe zi dacă alergia ta este gravă. Poartă o sticluţă cu ulei şi un beţigaş cu tine mereu. Nu uita că poţi folosi şi degetul deşi nu este neigienic.

Personal îmi ung cu ulei genele şi pleoapele în fiecare seară. Atenţie ca intră in ochi şi e enervant rău.

Cel puţin, la mine funcţionează de minune. Nici acum nu-mi vine să cred. Parcă m-am născut a doua oară! Mă simţeam îngrozitor din cauza strănuturilor fără pauză. Simţeam că-mi plesnesc toate-n corp.

Pentru cine nu ştie: nu opri niciodată un strănut – îţi ţii nasul cu mâna şi strănuţi „în interior"... o explicaţie cam aiurea dar cred că ştii la ce mă refer), poate să-ţi explodeze ficatul, splina, apendicele. Nu ştiu unde naiba am citit. În public este foarte antipatic şi deranjant.

Pentru mai multă practicitate (şi igienă) pui puţin ulei într-o sticluţă de esenţă de exemplu, (pe care o vei conserva separat de uleiul pe care îl foloseşti la mâncare). În fiecare dimineaţă, IMEDIAT ce te-ai trezit (şi seara înainte de culcare), iei un beţişor pentru urechi (din vată, ştii tu) îl înmoi în ulei, îl introduci în nară şi ştergi pereţii nasului pe interior cu ea.

Înainte de a ieşi din casă uită-te în oglindă, să vezi dacă nu cumva te-ai uns şi pe faţă. Eu am păţit-o. Uleiul de măsline se vede grozav la lumină... parcă ai fi un pisic care a lins din oala cu smântână.

Dacă ai probleme grave ADRESEAZĂ-TE unui medic. Nu te lua după ce zic alţii. Nu-ţi recomand să ai încredere în ce citeşti dacă e în joc sănătatea ta. Eu nu sunt medic şi vorbesc doar din experienţa mea.

Remedii împotriva insomniei

În decursul ultimilor 13 ani am avut perioade foarte lungi (ani în şir) în care am suferit de insomnie cronică/gravă. Nu dormeam mai deloc. Şi nu neapărat pentru că nu-mi era somn, dar pentru că ori mă deranjau vecinii, ori maşinile, ori alte lucruri.

Am încercat şi experimentat o groază de metode, dar nu prea îşi făceau efectul. Chiar dacă picam efectiv din picioare de somn... nu reuşeam să adorm când vecinii făceau zgomote insuportabile. Când aproape adormeam... hop că se trezea unul şi umbla pe scări. A trebuit să mă mut şi să-mi schimb serviciul de mai multe ori din cauza asta.

Când dormi maxim 20 minute pe noapte luni întregi... nu poţi face faţă vieţii.

Multi se vor recunoaşte în cuvintele mele şi-mi pare rău. Nu-i doresc aşa ceva nimănui.

Ajunsesem să tremur ca şi cum aş fi fost în abstinenţă de droguri, ţigări sau alcool. Săream de-un metru la fiecare mic zgomot. Când suna telefonul îmi sărea inima din piept. Eram super nervoasă şi nu reuşeam să mă concentrez. Am încercat orice am auzit, citit şi învăţat din cărţi sau din auzite. Dar până nu m-am mutat nu am rezolvat nimic.

De câţiva ani încoace dorm destul de bine... chiar foarte bine aş zice. Asta pentru că am muncit foarte mult cu psihicul meu. Sunt mult mai calmă. Bine, e şi pentru că nu am copii... bărbat... etc.

Dar hai să-ţi spun ce poţi încerca în caz de suferi şi tu de insomnie şi nu este bazată pe gălăgia vecinilor. Poate eşti stresat, trist.. poate ţi-ai pierdut speranţele.

Gândeşte-te că aşa cum totul are un început aşa va trebui să aibă şi un sfârşit! Nimic nu durează o veşnicie.

Dacă treci printr-o perioadă grea... negreşit vei ieşi odată şi odată.

Dă timp timpului pentru că el vindecă multe răni.

Personal beau multe ceaiuri de plante. În special de muşeţel şi valeriană. Nu beau niciodată lichide seara după orele 19.

Cafea beau doar dimineaţa.

Mănânc mult ardei iute.

Mănânc foarte puţină carne.

Nu mănânc seara după 18 decât fructe.

Folosesc dopuri în urechi. Întotdeauna. M-am obişnuit atât de mult cu dopurile că nu pot dormi fără ele chiar dacă-i linişte totală. Mi-e frică că mă voi trezi în mijlocul nopţii şi nu mai pot adormi.

Somnul este fundamental pentru un scriitor. Dacă ţi-e foame, nu-i bai. La fel şi dacă ţi-e frig, dar dacă nu dormi, nu poţi lucra deloc. Moartea scriitorilor.

În cazul în care într-o noapte nu poţi dormi fără să ştii de ce (dar nu suferi de insomnie, pentru asta va trebui să iei măsuri mult mai drastice) încearcă să faci chestiile acestea:

- Dezveleşte-te şi lasă corpul să se răcească pentru câteva minute. Depinde de corpul tău. 3-4-10-20 minute. Când te vei înveli din nou corpul se va încălzi şi va fi uşor să prinzi somnul.
- Încearcă să faci o baie cât de fierbinte posibil. După o baie aşa, în genere, te cuprinde moleşeala.
- Pe la 6 seara bea un ceai de muşeţel concentrat.
- Ia câteva picături de valeriană. Tinctură. Citeşte instrucţiunile pe cutie. Ai grijă că nu este un gust foarte plăcut. E dezgustător chiar.
- Bea un pahar de lapte fierbinte îndulcit cu miere.
- Citeşte până adormi.

Dar ştiu că atunci când nu poţi dormi te cuprinde o mare frustrare aşa că dacă nimic din toate astea nu funcţionează, ridică-te din pat şi fă ceva ce îţi place. Nu ştiu.. uită-te la un film, calcă, spală vase.

Nu cumva să faci sport. Trebuie să fie ceva lejer să nu-ţi pună sângele-n mişcare.

Şi nu te gândi că noaptea trece şi trebuie să mergi la servici. Dacă e doar o chestiune de o noapte nu e aşa o mare tragedie. Cu siguranţă noaptea următoare vei dormi bine... de oboseală!

Nu dispera că totul se rezolvă atâta timp cât nu se tratează de o boală incurabilă. Doamne fereşte. Dar până şi aceste boli se pot trata cu puterea minţii. Despre asta într-o altă carte. În curând.

Ce bine e să dormi.. bine, nu? Noi, femeile, suntem mai frumoase şi tinere după o noapte de somn liniştită. Tenul este strălucitor, ridurile estompate, ochii de o mărime normală şi nu bulbucaţi..., părul parcă nu e aşa de stins... respiraţia proaspătă, ş.a.m.d.

Remedii împotriva ochilor umflaţi

Nu ştiu tu, dar eu câteodată mă trezesc cu ochii umflaţi ca cepele.

Te sperii dacă te uiţi la mine, mă sperii singură sincer.

Nu dispera femeie dragă, ori bărbat drag... ori amândouă.

Mai mult că sigur ai în casă ceva care te poate ajuta.

Bei ceai la pliculeţe?

Dacă da, ai dat lovitură.

Oricare ceai: verde, negru, galben, portocaliu – de fructe, de plante, etc. te ajută în această situaţie negreşit.

Un pliculeţ pus în congelator îţi dezumflă ochii în mai puţin de 5 minute. Ceai fără zahăr sau alte bazaconii. Doar natură la plic.

Dacă nu mă crezi, probează.

După ce ai făcut ceaiul, scoate pliculeţul, scurge-l bine şi lasă-l să se răcească după care îl pui într-o cutie pe care o introduci în congelator.

Bineînţeles că dacă nu foloseşti pliculeţe poţi adună praful, planta măcinată de ceai într-un tifon sau cârpă curată şi are acelaşi îndeletnicire.

Te rog frumos să adaugi zahărul, mierea sau îndulcitorul după ce ai scos plicul. Nu cumva să te pună păcatul să-pui la congelat un plic care a stat în zahăr... NU!

Ai grijă că se lipeşte de cutie câteodată şi se rupe dacă-l tragi forţat. Soluţia este să scoţi cutia şi să o laşi vreo câteva minute la aer liber.

Nu pune plicurile unul peste altul că se lipesc grozav şi nu se mai dezlipesc decât dacă se rup. Soluţia-i să le pui separat în cutiuţe, pungi micuţe sau bucăţi de plastic.

Metodă oficială este să pui un plic pe fiecare ochi şi să stai lungit vreo 15 minute.

Du-te ba'!

Ha, eu (şi sunt sigură că şi tu) nu prea am timp dimineaţa să mă aşez înapoi în pat să ţin pliculeţe pe ochi de aceea fac aşa:

Iau un plic şi-l ţin pe ochi cu o mână în timp ce fac treburi cu cealaltă mâna.

Dar e destul de incomod şi am găsit altă soluţie ingenioasă: iau o panglică împletită sau din aia de sport, pun plicul pe un ochi şi acopăr cu panglică să nu cadă. Ca un pirat!

Poţi folosi un ciorap elastic – curat – NU glumesc. Este extrem de comod şi practic. Mă refer la ştrampi, evident. Că ăştia-s destul de lungi să-ţi cuprindă capul. Asta dacă nu foloseşti ciorapi până la genunchi.

După 5 minute, pun alt plic pe celălalt ochi şi aşa-mi fac treaba dimineaţă şi-mi dezumflu ochii.

După care-mi aplic machiajul pe pielea uscată, nu?

Dacă ţi se pare că nu s-au dezumflat de tot, nu dispera, ieşi din casă (după ce te-ai machiat) şi vei vedea că-n 15 minute eşti mai proaspătă că o cireaşă-n luna lui cuptor. Pardon, în luna lui iunie.

Da, pentru că răceala şi substanţele din ceai îşi va continua munca după ce l-ai folosit.

Dacă ai uitat să pui plicul de seară, pune-l imediat ce te trezeşti direct pe raft în congelator. Adică pe o bucată de plastic că se lipeşte. Îngheaţă în 5 minute. Te duci la baie sau îţi faci o cafea şi a îngheţat. Mai ales dacă ai congelatorul gol, sau, dacă-l pui între alimente deja îngheţate. Îngheaţă din reflex.

În orice caz, dacă nu bei ceai şi ochii ţi se umflă oricum – nemernicii – foloseşte orice ai congelat în congelator. O pungă de fasole, carne, vinete, etc. Orice e bun! Înfăşoară pungă închisă ermetic într-un prosop curat şi pune-o pe ochi. Măcar 5 minute.

Evident că poţi mânca ce-i în pungă după aia. Nu fi absurd/ă, doar conţinutul nu ţi-a atins pielea! Dar dacă s-a decongelat de tot, nu cumva să o pui înapoi, consumă tot în acea zi.

Mai sunt şi castraveţii care se crede că dezumflă ochii. Da... cumva, dar nu aşa de rapid şi eficient că orice pliculeţ de ceai îngheţat.

Ps. Nu cumva să uiţi să scurgi pliculeţul foarte, foarte bine înainte de al congela. Nu are rost să aibă lichid decât dacă-ţi place să-ţi curgă pe piele şi haine. Nu-i plăcut, îţi spun drept. Am făcut-o. Ai, ai, ai!

Mărarul şi creşterea sânilor

Cică mărarul creşte dimensiunea sânilor.

Hmm. Eu... ar trebui să am cei mai mari sâni din lume atunci. Zău.

Vro 3 ani am mâncat mărar în fiecare zi. Chiar de 2-3 ori pe zi. Şi nu ca să-mi fac bustul mai mare, dar pentru că în Italia mi-a lipsit enorm această „buruiană" si acum îmi scot pârleala. Curios este faptul că nu mi-a plăcut niciodată înainte să plec din ţară, ba chiar mi se făcea rău de la el.

Fată (sau femeie), nu vreau să-ti distrug speranţele, dar mărarul nu ajută decât dacă mănânci un mănunchi în fiecare zi până la sfârşitul zilelor tale. Cum ai încetat, cum ţi se duc şi sânii. Nu de tot, clar, dar se întorc la starea lor naturală.

Te poate ajuta, mai degrabă, puterea minţii.

Cică seminţele ar avea acest efect, nu planta. Ori uleiul.

Eu îţi zic să nu crezi în basme, decât dacă vrei.

Folseşte uleiul, eu nu pot să mă pronunţ în merit, dar mai departe vei citi mai multe.

Oricum mărarul are gust bun, pune-l în orice mâncare, crud. Rău nu poate să-ţi facă. Ai destule reţete https://retetedecristinag.blogspot.com, dar nu numai.

Dar am câteva idei pe care eu le pun în aplicare cu mult succes. Fără falsă modestie, căci detest asta. Nu am bustul foarte mare, nici nu aş vrea.

Pentru cine nu ştie: sânii de dimensiuni mari dau probleme de sănătate. Dureri de spate în general. Consider că pentru a fi frumoasă trebuie să faci sacrificii, dar nici chiar aşa.

Apoi sânii mari sunt predispuşi la „cădere" de la vârste destul de „fragede".

Ce ţi-a dat mama natura, trebuie sa îngrijeşti.

Ştiu, e uşor pentru mine să vorbesc. Mie mi-a dat destul şi sunt foarte recunoscătoare.

Uite ce îţi sugerez să faci pentru a avea sâni frumoşi, chiar şi după 35 de ani şi după ce ai alăptat 3 copii. Nu vorbesc din experienţă pentru că nu am copii, dar cunosc pe cineva care are, şi i-a alăptat pe toţi (3), cred că mai mult de 1 an fiecare.

1. **Masaj zilnic cu creme adecvate** (pentru sâni). Am citit că uleiul de argan face miracole. Nu am folosit niciodată, deci nu mă pot pronunţa. Sau o alternativă

mai economică: masaj cu ulei de măsline extras/presat la rece. Am citit, m-am documentat (informat) şi am descoperit că nu e crema sau uleiul în sine care ajută, dar MASAJUL.

Făcut cum trebuie: mişcări circulare şi de jos în sus, fără a depune prea multă forţă. Evident cu o cremă/ulei adecvat şi trebuie făcut zilnic. 5 minute.

Ţi se pare că pierzi timpul?

Zic că se merită! Sora mea îşi face masaj în fiecare zi, după fiecare duş sau baie.

2. A doua idee sau sugestie este una mult mai practică, dar destul de incomodă. Cel puţin la început, până te obişnuieşti. Şi aici îţi pot demonstra PERSONAL, dacă vrei, că funcţionează chiar foarte bine.

Acum câţiva ani, am început să fiu nemulţumită de aspectul sânilor mei. Parcă se „lăsaseră" niţel şi am intrat în panică pentru că, deşi nu mai am 20 de ani, nu am alăptat şi mereu am avut grijă de ei. Aşa că m-am pus pe căutat soluţii. Cea mai practică şi sigură până acum am „furat-o" de la o artistă italiană. Maria Grazia Cucinotta. Cine locuieşte în Italia a auzit de ea, SIGUR.

Secretul frumuseţii sânilor ei constă în a purta sutien şi zi şi noapte. Ştiu că pare o idee imposibilă, dar dacă vrei să arăţi bine, încerci.

Îmi amintesc când am probat prima dată un sutien. Eram foarte „tânără", vreo 11 ani, poate chiar mai puțin. (Ce să fac dacă m-am dezvoltat repede?!) Impresia mea a fost:

— „Parcă-s în hamuri. O să mor sufocată. Imposibil să poți purta așa ceva. Ce chin!"

Și mi-a fost ciudă că m-am născut fată. Ca să-l pot suporta, l-am cusut pe mine. 2 săptămâni l-am purtat 24 de ore pe zi. Îl dădeam jos doar când mă spălam. M-am obișnuit cu greu, dar n-am murit. Dacă te străduiești, îți garantez că vei avea rezultate satisfăcătoare. Mă uit în oglindă și nu-mi vine să cred că arată atât de bine cu atât de puțin efort.

Sutienul „de noapte" sau „de stat pe acasă" poate să fie unul lejer, nu strâns pe tine ca acele pe care le porți în public. Cel puțin eu, am foarte multe modele/tipuri dintre care pot să aleg. Am cu burete, push up, dar și „normale". Unele le-am cumpărat special pentru asta. Ai grijă să-ți iei mărimea potrivită.

Evident că sportul (ridicarea unor greutăți) și munca fizică ajută enorm. Dar trebuie să faci zilnic și constant.

Pentru a da volum sânilor (în mod artificial) recomand sutienele cu push up.

Odată am auzit pe cineva afirmând că sutienele cu push up deformează sânii.

—Cum să-i deformeze?

Îi „ridică", dar nu-i deformează.

Mituri şi recomandări de frumuseţe şi sănătate

Sunt adepta produselor naturale, neprocesate, biologice. Ai înţeles asta până acum, da?

Cremele cosmetice scumpe sunt mai bune decât alea ieftine. FALS.

Niciuna nu e bună. Una te ajută să-ţi goleşti buzunarul, alta... Am vorbit cu cineva care a lucrat (sau lucrează) nu-mi amintesc, în domeniu şi mi-a zis că e de ajuns ca pielea să fie hidratată bine. Dacă ai ten uscat, de exemplu (sau mixt cum îl am eu) foloseşte ulei de măsline extras la rece. Este mult mai economic şi eficace.

Nu crezi? Întreab-o pe Sophia Loren care la şaptezeci şi nu ştiu câţi ani arată ca de 50. Acesta este secretul ei. Aşa a zis ea.

Pentru gene lungi şi groase: ulei de ricin.

În fiecare seară îmi pun o picătură pe deget şi o întind pe pleoape şi gene cu mişcări lente. Nu se apasă, NU se freacă. Unii folosesc un pieptăn special. Hmm. Am folosit şi eu... dar cum sunt leneşă din fie.; adică îmi place să fiu frumoasă (iartă-mi lipsa de modestie) dar urăsc să pierd timpul cu chestii dintr-astea, am renunţat. Mai ales că am notat că pieptănul este foarte greu de curăţat şi praful se depozitează pe el foarte foarte repede. Era un focar de infecţii, părerea mea. Am notat că metoda mea este la fel de eficace dar mai la îndemâna oricui.

PĂRUL. Am citit o carte despre cum să-ţi îngrijeşti părul care avea în jur de 300 de pagini.

Ce mi-a rămas adânc în memorie este să NU te speli pe cap cu duşul (sub duş). De atunci am renunţat la duş (pentru păr, evident). Este destul de incomod să te speli în lighean sau chiuvetă dar te asigur că vei nota diferenţa după câteva săptămâni.

Păr uscat, aspru care se despică la vârfuri + păr gras la rădăcină (dacă asta nu era deajuns mai are şi mătreaţă). Este o problemă universală şi am încercat tot ce am auzit/citit. Am cheltuit sume monstruoase pe produse recomandate.

Pentru mine a fost mult mai frustrant decât pentru alţii pentru că nu folosesc niciodată fonul. În toată viaţa mea mi-am uscat părul cu uscătorul de 5 ori cred.

Am folosit placa de păr sau ondulatorul de 4 ori, poate. Nu folosesc gel/fixativ sau alte produse chimice.

M-am vopsit doar odată.

Am fost la coafor de 3 ori în toată viaţa mea. Nu-mi place să mi se pună mâinile în păr. Plus că aceste 3 experienţe au fost dramatice. Nu mai vreau.

Aşadar după varie experimente falite iată a voi secretele unui păr strălucitor şi sănătos!

Uleiul de măsline nu prea m-a ajutat în acest caz. Cremele mască şi balsamurile au agravat situaţia mătreţei într-un hal fără de hal. Asta până când am descoperit pe pielea mea cum se folosesc şi am scris deja. Nu renunţa la balsam! Este esenţial pentru un păr lucios şi plin de vitalitate.

- Deci foloseşte 2 şampoane diferite concomitent: unul pentru păr uscat (vârfuri) şi unul pentru păr gras (la rădăcină).

- Încearcă, pe cât posibil, să foloseşti produse naturale; adică care să conţină măcar ingrediente naturale. Avem câteva mărci bune în România. Nu vreau să dau nume dar sunt renumite în străinătate. Făcute în România. Am renunţat demult la majoritatea „mărcilor" de renume mondial. Cu mici excepţii. Eh... am şi eu slăbiciuni, ce credeai?!

- Clăteşte foarte bine părul înainte de a aplica un balsam sau cremă. Este cu adevărat fundamental să foloseşti balsam dar secretul este să-l aplici DOAR pe vârfuri. Unde părul este uscat. Cum am scris în capitolul dedicat. Ţii câteva minute (2-5) după care te clăteşti cu apă din abundenţă. Nu în lighean cu aceeaşi apă, dar turnându-ţi pe cap cu un recipient. Din experienţă iţi spun că de când am probat acest sistem părul meu s-a „întors" la viaţă şi odată cu el şi moralul meu.

Deseori mă clătesc cu apă îndoită cu oţet de mere sau miere (1-2 linguri).

Alte ori mă spăl cu ceai de muşeţel, rozmarin, salvie, mentă. Pentru cei cu părul închis infuzia de frunze de nuci şi urzică face minuni. Dacă infuzia este foarte concentrată folosită regulat (săptămânal) acoperă firele albe. Eu aş vrea să fiu blondă aşa că folosesc muşeţel. Alte ori în apa cu care mă clătesc pun o linguriţă de bicarbonat de sodiu ca să am părul moale.

Nu folosi apă fierbinte, caldă este cea mai indicată.

Există uleiuri care se aplică după spălat şi nu trebuie să te clăteşti. Folosesc doar pentru vârfuri.

Dacă ai părul lung şi despicat încearcă să tai vârfurile cel puţin 1 dată la 2 luni. Ştiu că e greu să tai

2-3 cm de păr după ce ai aşteptat luni/ani să-ţi crească dar e înspre binele tău. Eu am părul lung de când mă ştiu. L-am tăiat (scurt de tot, ca la băieţi) de 2 ori. Odată fără consimţământul meu, a doua oară îmi cădea în smocuri şi m-am speriat. Ehi bine, când părul lung cade pare că pierzi foarte multe fire. În realitate este absolut normal să pierzi 50 de fire pe zi. Nu te speria cum am făcut eu.

Concede-ţi o baie caldă măcar o dată la 2 luni. Nu duş, BAIE. Profită când eşti singur/ă acasă (valabil şi pentru bărbaţi).

Pune 3 linguri de bicarbonat, săruri de baie, uleiuri esenţiale.

Eu folosesc 2-3 litri de lapte o dată la 3 luni. Poţi să foloseşti şi mai des. Laptele înmoaie pielea şi o face catifelată. Acelaşi efect îl are şi bicarbonatul. Foloseşte-le separat.

Uleiul de baie (esenţial) se pune doar înainte de a te introduce în apă. Nu-l pune când încă mai curge apa la robinet pentru că se pierd efectele de deschidere a sinusurilor.

Deseori pun petale de trandafir. Alteori pun pungi (din ţesut/bumbac) cu plante: muşeţel, mentă, salvie, cimbrişor. Nu au doar un efect estetic dar parfumează şi curăţă pielea.

Când simţi că eşti puţin răcit sau că gripa îţi dă târcoale fă o baie caldă, sau mai bine zis cât mai fierbinte. Adaugă cimbrişor, ulei de eucalipt, mentă etc. Te asigur că are efecte miraculoase. Există un truc care face în modul ca organismul tău să nu-şi dea seama că temperatura apei este mai înaltă decât a lui. Îl găseşti în capitolul dedicat.

Când ieşi din baie înfăşoară-te în ceva foarte foarte cald. Eu îmi pun capotul de baie pe calorifer (când e aprins).

Foloseşte ulei pentru copiii pe pielea ta. Există unul în comerţ foarte bun. Marca e renumită... şi nu e românească. Sau ulei de măsline... dar ai grijă că acesta din urmă se absoarbe greu. Un masaj nu îţi va face rău.

O baie este o formă de relax la îndemâna oricui are o cadă. Este o soluţie ieftină şi incredibil de binefăcătoare. Nu snoba şi nu gândi că este o pierdere de timp. Îţi ridică moralul, te curăţă în profunzime, până şi sinusurile dacă pui uleiuri esenţiale (eucalipt, mentă, cimbrişor) şi face ca piele să-ţi devină incredibil de catifelată. Cel puţin 20 de minute vei lenevi ascultând muzica ce vrei, sorbind un pahar de vin, etc. etc.

Simplu. Vei observa tu... şi partenera/ul, dacă ai. Eu nu am dar observ eu. Se pune şi asta. Sunt mândră de pielea mea.

Foloseşte mânuşi de menaj. Seara măcar pune o cremă. Personal am nişte mănuşi din bumbac pe care le folosesc în fiecare seară. Lucrez la „pământ" foarte mult şi am nevoie de o dublă hidratare. Seara, înainte de culcare, îmi întind o cremă foarte grasă pe mâini după care îmi pun mânuşile de bumbac alb. Aşa dorm toată noaptea. Folosesc metoda aceasta de 18 ani. În Italia am lucrat în bucătării/restaurante foarte mult. Aveam mâinile distruse. Mi s-au refăcut complet.

Încearcă sistemul acesta şi vei nota ce efect.

Baie pentru trup şi spirit

Ador băile calde..., fierbinţi până la extrem în cazul meu... Lumânări, un pahar de vin, muzică clasică sau blues. Petale de trandafiri, spumă...

Întotdeauna mi-am dorit să am cadă de baie. Adică nu numai duş dar şi cadă... mare. Cât am stat în Italia când luam în chirie un loc cada de baie era esenţială. Dacă nu avea, căutam altă casă.

E atât de uşor şi simplu să te simţi bine şi acasă la tine. Nu e necesar să mergi într-o staţiune balneoclimaterică deşi n-ar fi rău, nu?

Sâmbăta pentru mine, dar orice altă zi din săptămână e bună. Eu am amintiri extraordinare legate de sâmbăta.

Ai nevoie de:

- 1 cadă de baie mare
- 2 (3-4... 5) litri de lapte – laptele hrăneşte pielea
- petale de trandafir – dacă ai. De aia zic mereu să usuci florile ce primeşti. Nu ştii niciodată când şi la ce îţi trebuie.
- un săculeţ cu busuioc (sau ce plante plăcut mirositoare ai sau preferi) ori pliculeţe de ceaiuri medicinale (muşeţel, gălbenele, etc.)

- 2-3 linguri de bicarbonat sau sări de baie

- spumă de baie cât cuprinde

- şi înainte de a te imerge în cadă, pune 4-5 picături de ulei esenţial. De preferinţă eucalipt, timo, mentă, etc. etc.

Mai fă şi următoarele:

- Lasă muzica să cânte în surdină – de preferinţă muzică clasică şi nu rock. Jazz dacă-ţi place. Eu sar de pe fereastră dacă-mi pui jazz.

- Relaxează-te fără să te gândeşti la nimic. Uită de probleme, ignoră-le, alungă-le. Zi cum spunea Scarlett: "Mâine. O să mă gândesc mâine."

- Imaginează-ţi că pluteşti. Vezi să nu cazi în prăpastie.

- Respiră adânc de multe ori numai să nu leşini.

- Stai cel puţin 15 minute. Eu stau şi 30-40 minute până mi se face pielea creaţă... ca la raţe.

- După ce ieşi din cadă, dă-te cu cremă sau ulei pe toate părţile corpului.

- Înfăşoară-te într-un prosop cald curat. Asta dacă nu ai un halat fain.

- Fă-ţi manichiura şi pedichiura. Cu grijă.. unghiile sunt moi şi se rup foarte uşor.

- Depilează-te. Este indicat să o faci după baie. Firul părului este slăbit şi nu doare dacă-l smulgi.

la măsuri astăzi pentru bunăstarea ta. Te vei simți ca un rege sau o regină cu 15 lei și foarte puțin efort. Nu trebuie să mă crezi pe cuvânt, probează acum.

Top 5 remedii împotriva gripei şi a răcelii

Aşadar ai răcit.

Da, şi eu. Abia am ieşit dintr-o gripă groaznică de fapt.

Nu m-am dus la doctor pentru că ştiam ce este. Sora mea este asistentă, iar tata a fost infirmier în armată. Am crescut auzindu-i pe amândoi discutând medicină la orice oră. Plus că, vrând nevrând, am studiat la rândul meu. Ştiu chiar prea multe despre lumea medicală.

Dar tu să te duci la doctor pentru un diagnostic corect.

Sau citeşte poezia mea din cartea _Îmi Curg Mucii Deci Exist_ , ori ascultă <u>vlog-ul</u> ce-am făcut referitor la răceală.

Are un succes extraordinar.

— Ştii cât îmi ia mie să scap de o răceală?

1-2 zile.

Pe bune.

Evident că depinde când ai decizi să faci ceva să-ţi treacă.

Dacă aştepţi până cazi la pat... îţi poate lua considerabil mai mult.

— Dar tu nu vrei să-ţi iroseşti viaţa în pat plângându-ţi de milă, am dreptate?

Bine, acum că am decis că vrei să fii sănătos şi apt de muncă, hai să-ţi zic ce fac eu să scap de muci şi frisoane.

Nu, nu cere sau pretinde de la alţii, fă tu că doar nu eşti de cârpă.

Trebuie să repet că acest pagini nu au intenţia de a diagnostica, trata sau vindeca vreo afecţiune sau condiţie medicală.

Mai înainte de toate indicaţiile mele află că dacă te duci la saună, camere de aroma-terapie, scapi de răceală şi gripă urgent! Vezi dacă sala ta de gimnastică are camere aşa. Ar fi super.

Pasul numărul unu - Prepară ce-ţi trebuie

Ai nevoie de câteva ingrediente foarte uşor de reperat. Oricum se pot intercala, sau substitui după posibilităţi.

Acest pas trebuie făcut când eşti acasă pentru cel puţin 8 ore pentru că include câteva ore de somn. Seara este cel mai indicat. Dar vezi tu cum şi când.

- Ai nevoie de o cadă de baie mare. Bine, bănuiesc că nu te speli la lighean. Eu m-am spălat mulţi ani. Nu-i ruşine.

- 10 -15 picături de esenţă de eucalipt. Merge foarte bine şi esenţa de pin, rozmarin şi alte uleiuri esenţiale puternice.

- 50 de grame de săruri de baie. Parfumată sau nu. Sincer, merge şi sarea de bucătărie. Fină, grunjoasă, super grunjoasă... cum ai şi preferi. Dacă nu ai săruri de niciun fel, pune bicarbonat de sodiu.

1. Când ai preparat toate astea, pune-le în cadă. Închide uşa de la baie şi umple cada pe jumate cu apă la temperatura ce corpul tău poate suporta. Încearcă cu mâna, sau mai bine cu cotul cum se face la copii. Cotul are pielea mai subţire. Te arzi imediat. Ai grijă.

2. Bagă-te în cadă, întinde-te. Stai câteva minute să se obişnuiască corpul apoi dai drumul la apa fierbinte făcând incredibil de multă atenţie să nu-ţi curgă direct pe piele. Nu vrei asta. Eu sunt călită că am făcut-o deseori.

3. Lasă apa să curgă până se umple cada. În mod normal, dacă apa fierbinte nu vine cu viteza luminii - în

2 minute se umple cada adică - corpul ar trebui să se obișnuiască cu temperatura înaltă.

Te avertizez că există riscul să ți se facă rău în cadă. Te rog să nu faci asta când ești singur acasă. Dacă simți că ți se face rău (am pățit-o că eu duc tot la extrem) ieși din cadă imediat și spală-te cu apă rece pe față. Sau bagă-ți picioarele într-un lighean cu apă rece. Ia un cub de gheață-n gură. Bagă mâna în congelator. Ceva de genul.

4. Stai în cadă cel puțin 15 -20 de minute. Respiră adânc de mai multe ori ca să-ți intre vaporii în plămâni și să-ți elibereze căile respiratorii/sinusurile.

5. După care ieși și te usuci imediat cât de bine poți. Sper că ai un halat de baie să te bagi imediat în el. Dacă nu ai, este super bună o pijama pufoasă.

6. Te bagi în pat imediat și te acoperi cu o plapumă călduroasă. Va trebui să transpiri. Să transpiri bine de tot.

Pasul numărul doi - Frecții și cataplasme

Acest pas se poate face singur sau imediat după baia de mai sus.

Ai nevoie de oțet. Da, știu, nu-ți place mirosul. Nici mie, dar ajută grozav. Remediu de la bunica. Te freci pe piept, pe labele piciorului și sub braț. Te-mbraci bine și te bagi sub plapumă. Poate ai niște filme la care vrei să te uiți.

Dacă chiar nu suporți oțetul în ruptul capului că ți se face rău - se poate, cunosc multe persoane sensibile - atunci prepară niște sare grunjoasă. O vei pune într-un prosop curat, pe care-l vei băga la microunde pentru 2-3 minute - sau mai mult. Trebuie să se încălzească foarte tare. Vei pune această cataplasmă pe piept după ce te-ai întins pe pat. Dacă frige, te rog, pune un alt prosop dedesubt. Scopul nu este să te arzi, dar să te vindeci!

Dacă nici sare nu ai sau nu vrei să faci asta, atunci fă o mămăligă rapidă, învelește-o în folie de aluminiu pe care o vei pune pe un prosop subțire pe piept. Ca mai sus, trebuie să stai în pat. Nu cumva să te arzi. Eu pun numai folia, dar eu sunt rezistentă. Călită.

Dacă nu ai făină de porumb, poate ai porridge/fulgi de ovăz, secară, etc. Faci cu apă fierbinte ca o mămăligă. Vezi să nu curgă. Ca mai sus: folie de aluminiu, prosop pe piept, tu în pat cu telecomanda-n mână. Viață nu glumă.

Pasul numărul trei - Mâncare şi băutură - Lichide multe

Bei lichide cât de multe. Nu trebuie să fie numai ceaiuri sau supe fierbinţi. La temperatura camerei e bine.

— Ce fel de ceai?

De care ai şi-ţi place: mere verzi sau uscate cu scorţişoară, flori de soc, tei, salvie, rozmarin, eucalipt, muşeţel, etc.

Adaugă miere după gust. Sau sirop de pin/muguri de brad.

* Laptele cald cu miere este foarte, foarte indicat.

* Mănâncă ceapă şi usturoi proaspăt. Adică negătite, verzi sau crude. Cu ocazia asta ţii şi vampirii departe. Bine şi oamenii, dar hai să nu ne plângem prea mult.

  Nu, nu trebuie să mănânci ceapa goală ca pe un măr - cum fac eu - fă o salată de ceapă cu ou de exemplu. Sau cu cartofi. Cum vrei tu. Ai reţete pe blogurile mele. Usturoiul îl poţi face cu roşii proaspete şi-l pui pe pâine = bruschetta. Este delicioasă.

* Fă supă de ceapă sau/şi de usturoi. Reţete pe blogurile mele (8 numai de reţete).

- Pune usturoi iute sau boia de ardei iute pe unde apuci. Adică-n mâncare. Nu pe pat, în urechi şi alte găuri.

- Mănâncă murături: varză, castraveţi, gogoşari, pătlăgele, mere, pepeni, etc. etc. Asta pentru că conţin vitamina C.

Pasul numărul patru - Somnul este fundamental

După ce ai făcut baie cu săruri, mâncat o supă sau/şi o salată, te bagi în pat, îţi pui cataplasme pe piept (te freci cu oţet, merge şi spirtul sau alcoolul. Jur.), te înveleşti super bine şi dormi dus pentru cel puţin 7-8 ore.

Pasul numărul cinci - Mişcarea

Când ne simţim rău, vrem să stăm în pat tot timpul şi să ne văicărim. Pretindem ca nevasta, mama să ne dea tot la nas. Asta este instinctul fiecăruia dintre noi. În afară de mine. Ha, ha, ha. Fără glumă acum. Chiar nu mă plâng că nu am timp. Plus că nici dac-aş vrea n-aş găsi un argat să-mi şteargă mucii şi voma.

Am observat că dacă te duci la alergat pentru 20-30 de minute, răceala şi gripa plecă mai repede.

— De ce?

Pentru că inima bate mai repede, pulsul se accelerează (ha, ha, ha - asta dacă nu eşti mort) şi organismul se eliberează în grabă de microbi, viruşi şi boli la nimereală.

Boxul este iarăşi foarte indicat, săritul corzii, înotul, schiatul, şi orice alt sport care cere mult efort. 20-30 minute pe zi. Mai mult dacă poţi şi vrei. Eu fac... chiar nu sunt fan sporturi de niciun fel. Dar trebuie.

Asta fac eu şi mă vindec în doi timpi şi trei mişcări. Când este prea, prea, iau şi câte un paracetamol sau aspirină, dar asta nu este chiar natural. Dar când trebuie, trebuie.

Sănătatea este mai importantă decât orice.

Ah, uitam: siropurile naturale (nu ştiu eu cât de naturale sunt alea cumpărate) de tuse seacă sau grasă, ajută extraordinar. Bine, asta dacă tuşeşti. Eu nu prea. În afară de anul ăsta. Era să mă ia Zbenghea.

Tu faci cum vrei.

Dar dacă tuşeşti şi simţi că ai plămânii afectaţi, te duci imediat la doctor. Poţi avea o bronşită sau ceva mai grav. Mai mult ca sigur că îţi va prescrie antibiotice.

Nu cumva să nu le iei. Nu te încăpăţâna să mănânci ceapă verde şi să te uiţi la plafon. Dacă aştepţi/amâni prea mult, îţi va lua mai mult timp să te vindeci.

Timpul este preţios. Când l-ai pierdut, e bun dus. Nu mai vine înapoi. La fel şi sănătatea. Bine asta poate veni cu puterea minţii.

Stai cu ochii pe noua mea carte. Este revoluţionară.

Dacă ai apreciat, de ce să nu laşi o recenzie pe Amazon şi Goodreads?

Despre autor

Cristina G. s-a născut în Moldova, în satul Gherăești, județul Neamț pe vremea lui Ceaușescu. Penultimul născut – al zecelea – a muncit de mic copil la câmp cot la cot cu adulții ca să ajute țara să-și plătească datoriile.

Din 2000 până în 2010 a locuit în Italia.

În 2014 s-a mutat în Anglia unde visul ce nu a îndrăznit niciodată să viseze a devenit realitate.

Cristina G. este scriitoare, poet și blogger cu experiență. Ea are 23 de blog-uri și scrie în română, engleză și italiană.

Dacă vrei să o sprijini și să o ajuți să publice cărți în folosul tuturor, lasă recenzii la cărți pe Amazon, și donează dacă vrei, ce poți, accesând acest PayPal link: https://www.paypal.me/HelpMeToHelpOthers.

Alte Cărţi Scrise de Cristina G.

În Română

- 14 Nuanţe de Roşu
- Ce Eşti Azi ai Decis Ieri
- Fată Bătrână şi Fericită
- Pot şi Vreau să Slăbesc Mâncând
- Reţetele Bunicii Învăţate de la Mama – Volumul I – Sărate
- Reţetele Bunicii Învăţate de la Mama – Volumul II – Dulci
- Reţetele Bunicii Învăţate de la Mama – Volumul III – Prepară Porcul de Ignat
- Reţetele Bunicii Învăţate de la Mama – Volumul IV
- 41 de Reţete Dulci şi Sărate de Sărbători
- 41 de Reţete Practice şi Simple de Borşuri
- 41 de Reţete Dulci şi Sărate de Post
- 41 de Reţete Fără Gluten
- 41 de Reţete de Chiftele, Omlete, şi Aperitive Reci
- 41 de Reţete de Clătite, Checuri, Prăjituri şi Dulciuri Varie
- 25 de Reţete Rapide din Cartofi – Bucate Fără Gluten pentru Începători
- 25 de Reţete Rapide din Orez – Bucate Fără Gluten Pentru Începători

- <u>Îmi Curg Mucii Deci Exist</u>

În Engleză

- <u>Half my Age plus Seven – A Sinful Confession</u>
- <u>Half my Age plus Seven – Too Good to be True</u>
- <u>iLive</u>
- <u>God is Weary</u>
- <u>Oranges at Christmas</u> **in a Communist Country - 2nd Edition**
- <u>Ten Years in Italy, Three Weeks a Human</u>
- <u>Humans Cursed by Geography in the Pursuit of Happiness</u>
- <u>Racism Without Racists– The Truth about Immigration</u>
- <u>childless: How to Cope with Endometriosis & Vulvodynia</u>
- <u>Author for Life or for a Living?</u>
- <u>It's Never Game Over – An Informal Self-Help publication</u>
- **SOS – Single or Scotch? - Coming Soon**
- **Nobody Cries - Coming Soon**

Conectează-te cu Autorul

Dacă vrei să ştii mai mult despre Cristina, conectează-te cu ea pe cele 23 de blog-uri:

În Română

- Scriitor & Poet Cristina G. - https://scriitorcristinag.blogspot.com
- Amintiri din Epoca de Aur - amintiridincopilariacomunista.blogspot.com
- De Vorbă cu Cristina G. - https://devorbacucristinag.blogspot.com
- Creaţii Culinare de Cristina G. - retetedecristinag.blogspot.com
- Reţetele Bunicii - http://retetestravechi.blogspot.com
- Reţete de Post - https://bucatevegane.blogspot.com
- Aperitive Calde & Reci - https://aperitivesimple.blogspot.com
- Reţete Pentru Trup & Suflet - retetetrupsisuflet.blogspot.com
- Reţete Super Rapide - https://retetesub30deminute.blogspot.com
- Eu Merit, Tu Meriţi - https://eumerit.blogspot.com
- Reţete Îndrăzneţe - https://reteteindraznete.blogspot.com
- Adevărul în Versuri Umoristice - imicurgmuciideciexist.blogspot.com

- Pentru că Meriți -
  https://frumusetesisuflet.blogspot.com
- O Viață în Cuvinte -
  https://povesteaisabellei.blogspot.com
- Cere și ți se va da - https://ceresiveiprimi.blogspot.com
- Despărțirile dor -
  https://cumsauitipecineva.blogspot.com

În Engleză

- Author Cristina G. - https://authorcristinag.blogspot.com
- Half my Age Plus Seven -
  http://halfmyageplusseven.blogspot.com
- Books by Cristina G.-
  https://booksbycristinag.blogspot.com
- Authors for Life - https://authorsforlife.blogspot.com
- While I Breathe, I Hope - https://iliveisuffer.blogspot.com
- Recipes for Body & Soul -
  https://comfortfood4you.blogspot.com

În Italiană:

- Creatività & Amore -
  https://scrivoepubblico.blogspot.com

Pentru fanii de platforme sociale, Cristina poate fi găsită și pe:

https://www.amazon.com/Cristina-G./e/B01N0U3U4P

https://www.goodreads.com/author/show/16277613.Cristina_G

https://twitter.com/authorcristinag
https://www.facebook.com/creatiideCristinaG/
https://www.facebook.com/authorcristinag/
https://www.facebook.com/authorsforlife/
https://www.facebook.com/reteteindraznete/
https://www.facebook.com/eumerit.blogspot.ro/
https://www.facebook.com/CristinaG.CooksForYou/
https://www.facebook.com/Lovefightlive/
https://www.facebook.com/povestealsabellei/
https://www.linkedin.com/in/cristinagherghel/
https://www.youtube.com/channel/UCqode4SBvyORm
1trySRjxZg

Dacă ai citit cărţile Cristinei şi ai suflet bun, de ce nu o sprijini lăsând o recenzie pe Amazon şi Goodreads?

***

Vrei să înveţi sau să-ţi îmbunătăţeşti engleza? Citeşte cu voce tare cărţi, ziare şi reviste în Engleza (logic, nu?).

Şi, evident, ce cărţi sunt mai potrivite decât cele scrise de Cristina? Sunt concepute special pentru vorbitorii de limbă engleză ca limbă secundară. Pe Amazon.